おなかの不調に効く
腸の新常識

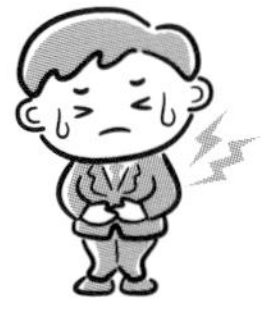

いづろ今村病院 消化器内科部長
かごしまIBD消化器内科クリニック顧問

監修 大井 秀久

目次

第1章 お腹と腸の基本

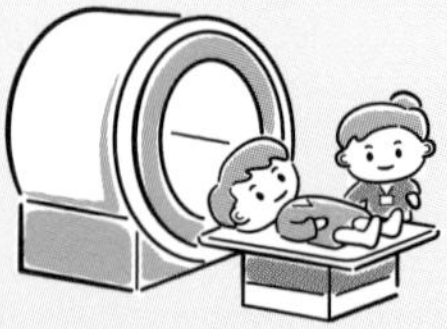

第2章 あなた自身のお腹と腸を知る

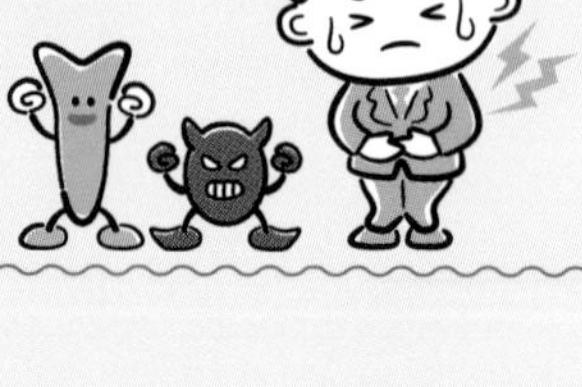

第3章 お腹と腸を改善する腸と食生活のこと

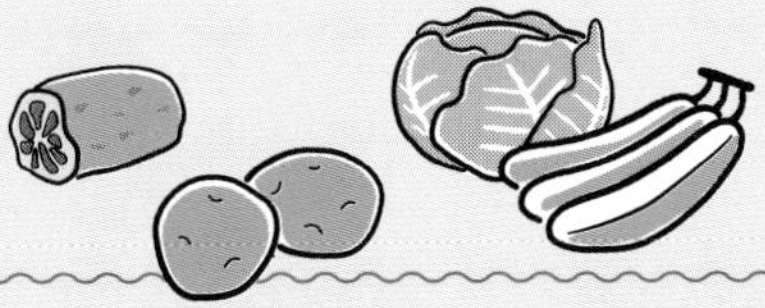

第4章 お腹と腸を改善するための具体的方法

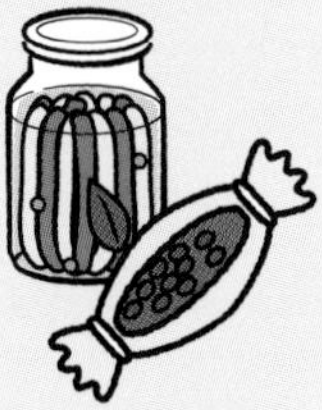

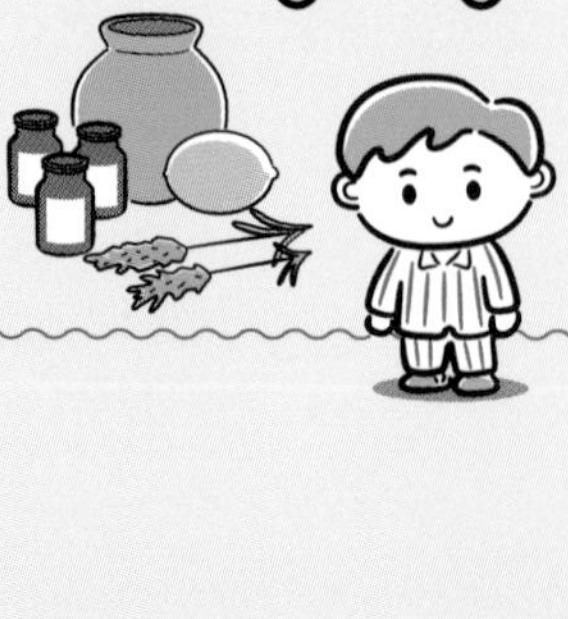

第5章
お腹と腸の悩み解決のための様々なヒント

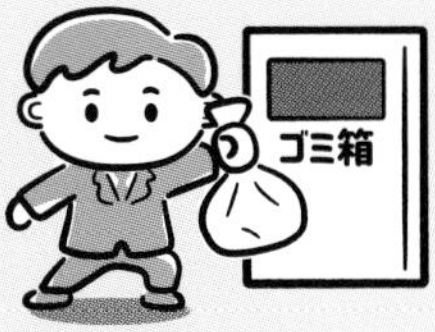

「腸の新常識」コラム

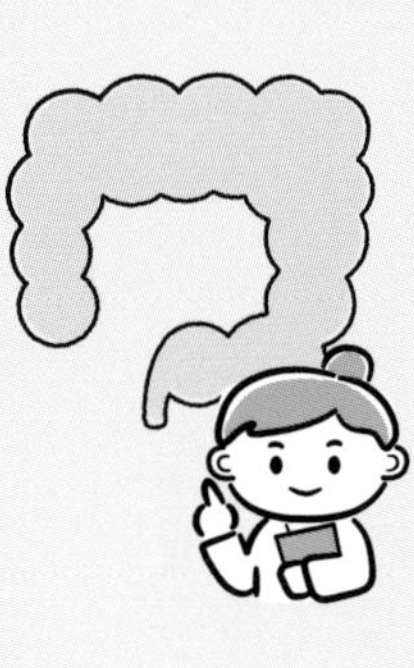

はじめに

本書は、お腹や腸の調子に悩む方々に向けた、
お腹の状態をよくするための一冊です。
消化器内科医として30年以上、お腹で悩む患者さんを診断する中で、
私が蓄積してきた腸を改善するための医学的知見や
その具体的方法を分かり易くお伝えしていきます。
本書では、腸にまつわる医学的知識をまず知って頂き
自分自身の腸の状態を把握したうえで、
食生活の向上、ストレスから解放など、
具体的に〝お腹をラクにする技術〟を身につけていきます。

また本書は、日常的に車を運転する方で
お腹の調子に悩んでいる方のための有益な情報も多数掲載しています。
ドライバーの方もぜひご一読ください。

本書監修：大井秀久

腸の構造と名称

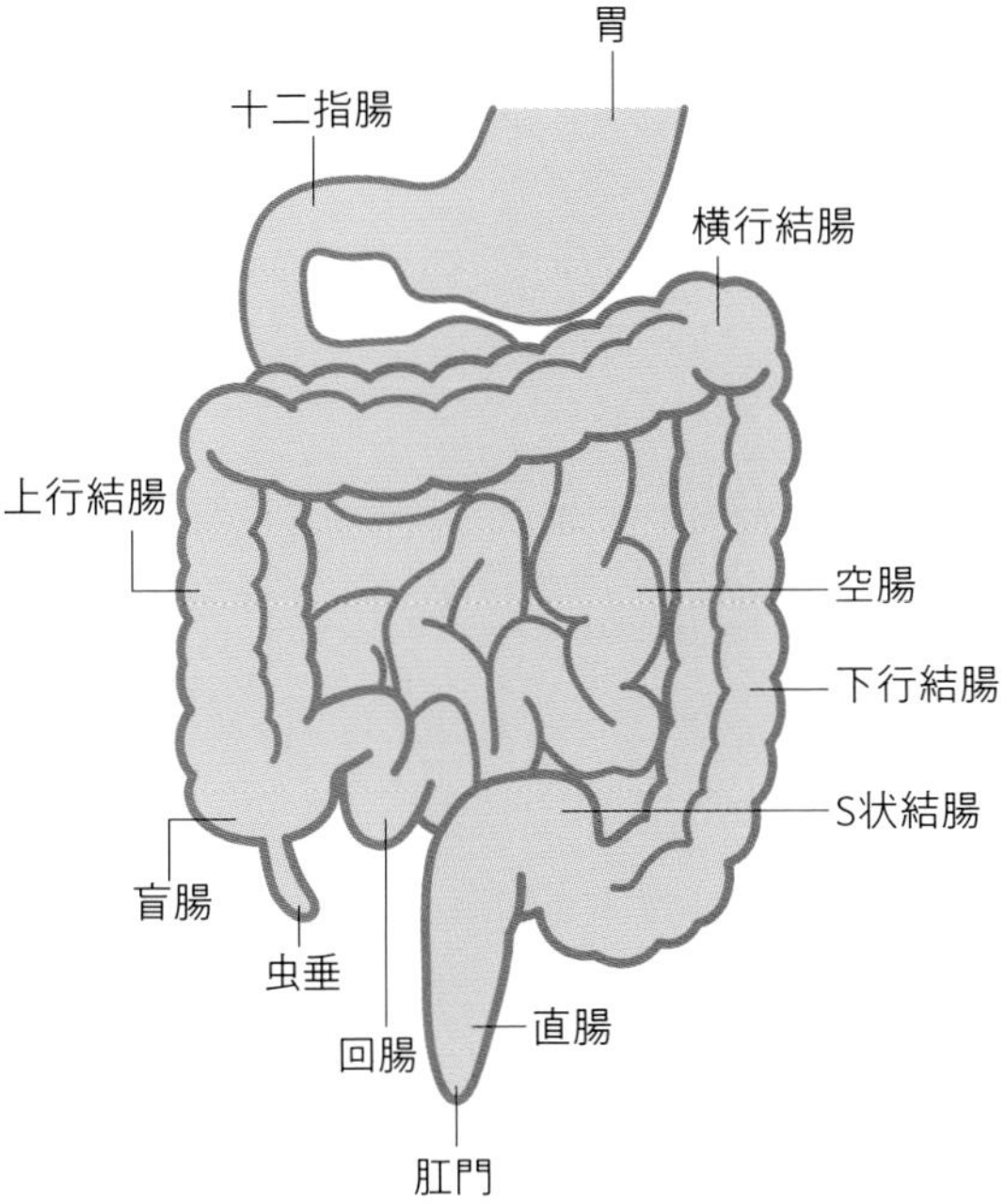

本書の流れ

本書は全体を通して、下記のような流れになっています。

第1章

お腹と腸の基本

ここで「お腹と腸」の基本的なことを理解します

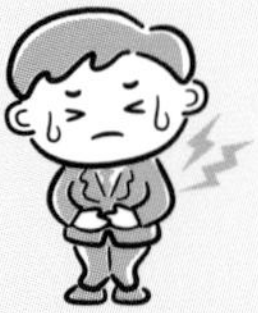

第2章

あなた自身のお腹と腸を知る

フローチャートを元に、あなた自身の現在の腸の状態を把握します

第3章

お腹と腸を改善する腸と食生活のこと

お腹と腸を改善するために
効果的な食生活への考え方を理解します

第4章

お腹と腸を改善するための具体的方法

お腹と腸を改善するための具体的な方法を知ります

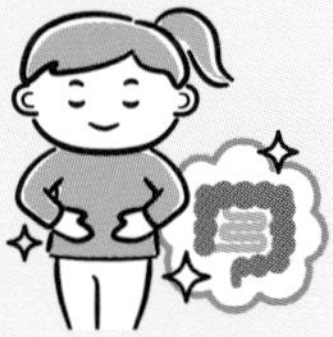

第5章

お腹と腸の悩み解決のための様々なヒント

本書監修の大井先生に、
お腹の悩みを解決するためのヒントを紹介して頂きます。
またドライバーでお腹に悩みを抱える方のお役立ち情報をご紹介します

**一冊を通して読んでいくと、自然にお腹と腸のことがわかり、
あなたの“お腹と腸への具体的対応方法”が見えてくる仕組みになっています。**

第1章

お腹と腸の基本

私たちはお腹や腸の言葉、
例えば「排便」「便秘」「下痢」などを何となく知っています。
けれどイメージ的にではなく、
しっかりと把握している人はそれほど多くないと思います。
ここでは、そうしたお腹と腸の言葉や
調子が悪くなった時の症状などを理解していきます。
また、運転と腸のことにも触れていますので、参考にしてください。

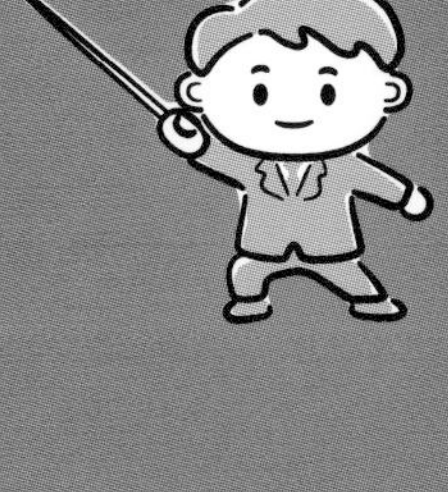

基本

運転とお腹の具合（腸）とは関係あるの？～腸とドライブ❶

運転時にお腹の具合が悪くなる人ってどんな人？

運転時にお腹の具合が悪くなりやすい人には緊張しやすい人、ストレスを溜め込みやすい人などの傾向があります。また、運転時に限らず、役職の高い人や受験生など普段から多くのストレスを感じている人もお腹の具合が悪くなりやすく、男性では下痢になることが多く、女性では便秘になる傾向があります。最近では中高生にも排便で困っている人が増えています。

しかし、中には大きな疾患が不調の原因として隠れていることもあります。運転時に限らずお腹の不調が長引くようであれば、なるべく早く医療機関を受診して原因を知ることも大切です。

運転時にお腹の調子が悪くなったら？

運転時に腸の調子が悪くなった場合は、深呼吸をしたり、シートベルトを緩めたり、外に出て軽く運動をしたりなど、心も身体もリラックスさせて腸の血流を良くすることが大切です。**これらの行動はやってすぐに効果があります。**

また、お腹を温めることは腸の調子を良くすることに繋がります。お腹が冷えると腸の血流や動きが悪くなってしまいます。冬よりも夏の方が腸の調子は悪くなりにくい傾向がありますが、エアコンや冷たい食べ物など身体の急な温度差によって調子が悪くなることもあるため注意が必要です。

運転時のストレスの原因

右のグラフは、トラック運送事業の大型車ドライバー（41歳～52歳）の「運転中に経験する感情ストレス」に関する調査です。

運転中に経験するストレスからの感情について、「立腹・イライラ」が30.6％と最も多く、その具体的な理由は割込みなど他車の行動が主な原因。次いで多いのは、「事故不安」の29.7％で、加齢とともに集中力が落ちていることや、自転車などの危険な行動に不安を感じています。また、「焦り」も14.4％と少なくない割合で、具体的には「渋滞があると気持ちが焦る」などの感情が明らかになっています。

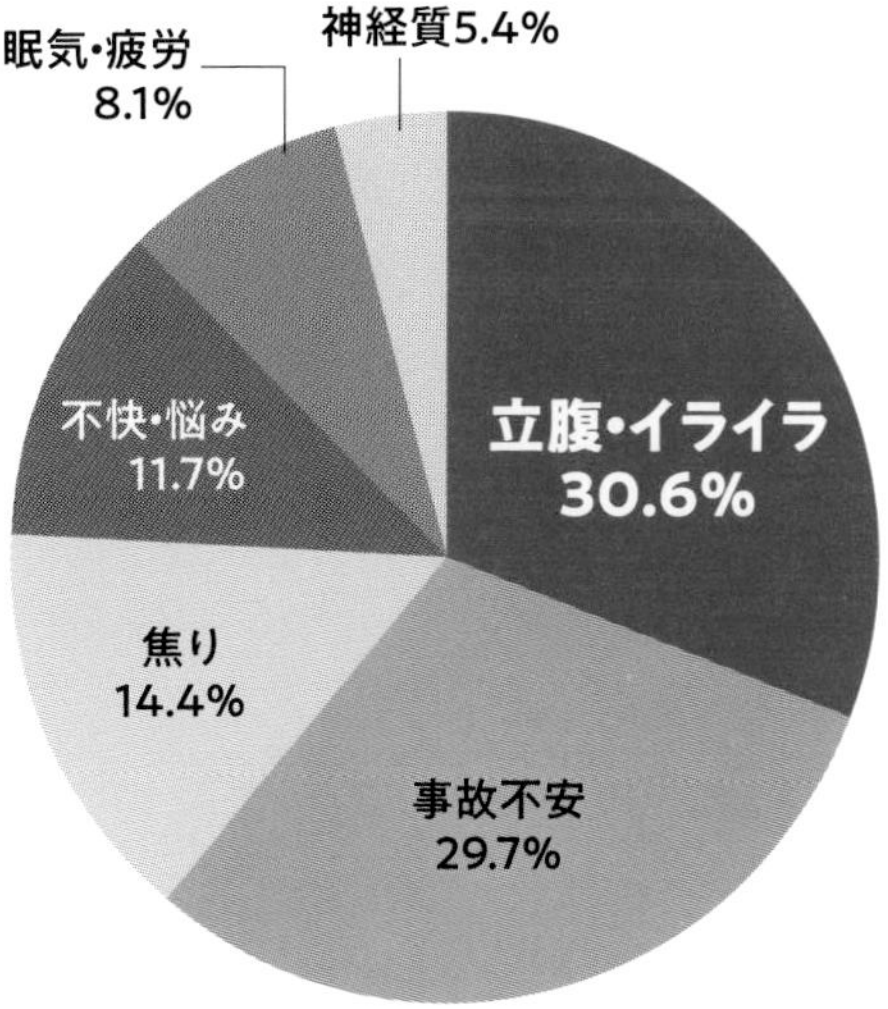

「ドライバーの感情特性と運転行動への影響」
公益財団法人国際交通安全学会／研究調査報告書

私たちが運転時にストレスを感じる時、
＼ 具体的にはこんなケースが多いようです ／

- 急いでいるのに、渋滞に巻き込まれた
- 迷惑な運転をする他のドライバーに出会ってしまった
- 運転時に「自分が事故を起こしてしまうかも…」「他の車の事故に巻き込まれてしまうかも…」などのことを必要以上に心配してしまう
- 長時間の運転で疲労が蓄積した結果、運転姿勢が悪くなり、腰や背中などに負担がかかる

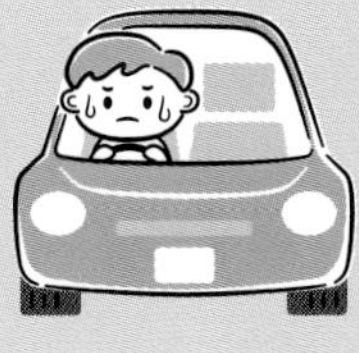

こうしたストレスが溜まっていくと、
腸にも影響していきます

基本

ストレスが起こると、どうして腸にまで影響するの？〜腸とドライブ❷

運転時のストレスについて

運転時は「事故を起こさないようにしよう」と、過度な緊張状態になります。そうなると、交感神経が副交感神経より優位になります。

交感神経が優位な状態が長く続くと、**腸の血液の流れが悪くなったり、腸の神経が過敏になったりして、腸の動きのリズムが崩れてしまい、おなかが痛くなったり、急にトイレに行きたくなったりしてしまいます。**

運転時のストレスを減らすためには、副交感神経を優位にするように、自分でリラックスするような状態や時間を小まめに作ることが大切です。

脳腸相関関係について

脳と腸には深い相関関係があることが知られています。脳は腸の動きや働きを自律神経、免疫系、内分泌系（ホルモン系）を介して制御しています。一方、腸は第2の脳といわれ、有害物質を取りこんだときに、脳を介さず、腸の判断で拒絶するといわれています。

また、**幸せホルモンといわれる物質の90%は腸で作られ、**その生成には腸内細菌が関与しています。腸内細菌で作られる物質が足りないと腸から脳へ信号がきて、行動異常、自閉症を起こす報告もあります。

普段から脳と腸の繋がりを意識して生活することが大切です。

腸とストレス

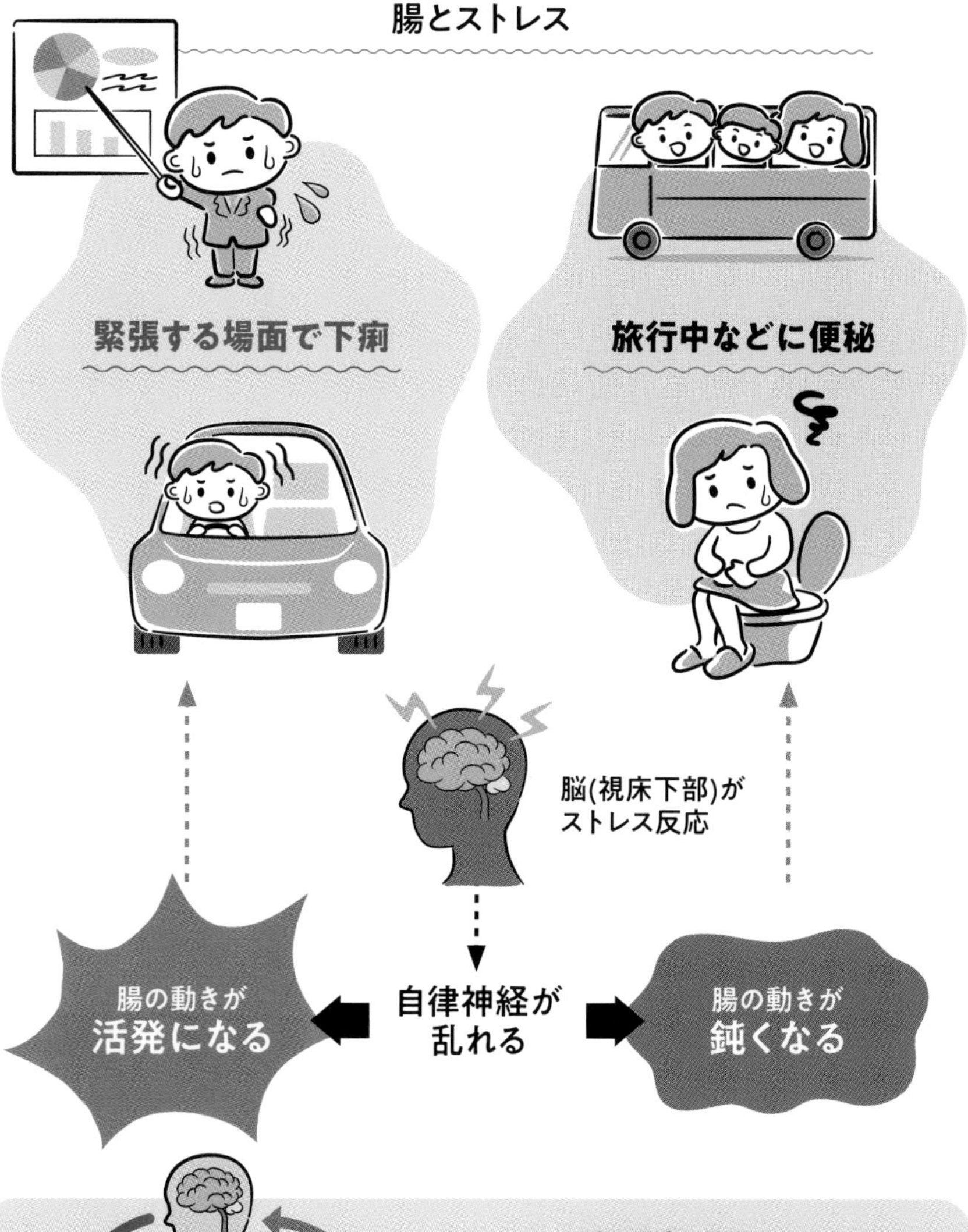

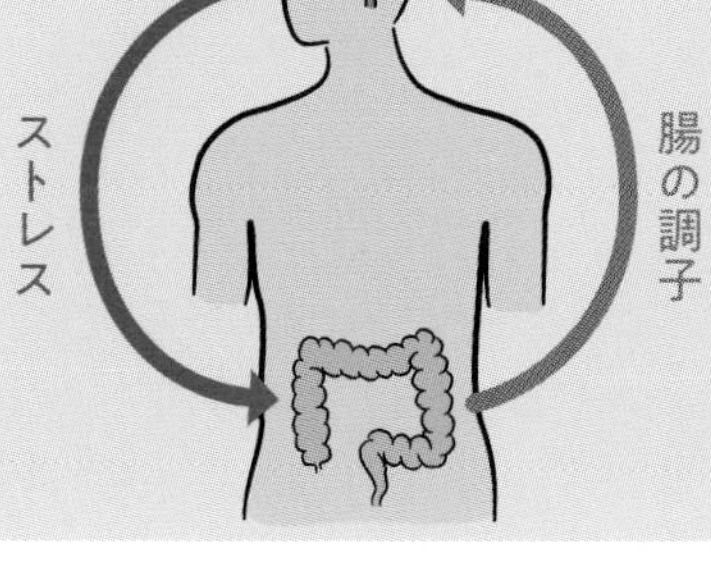

脳腸相関とは

上記のように脳と腸は互いに関係し、
影響を与え合います。
腸が「第2の脳」と言われるのも
一つの理由です。

詳細は P78～81

「下痢」「便秘」を考える前に〝便のこと〟を知っておこう

そもそも排便ってどんなメカニズムになっているの?

胃結腸反射で、便が直腸内に移動すると直腸壁が伸展し、一定の重さや圧力がかかると、その刺激が求心性神経を介して脳に伝わり便意を感じます。

便意を感じると遠心性神経を介して肛門括約筋がゆるみ、また〝いきみ〟(怒責力)で意図的に横隔膜を下げ、腹圧をかけて直腸が収縮する状態となります。

そうすることで、便が肛門から体外に押し出されます。また、内肛門括約筋は不随意筋という意識して動かせない筋肉なのですが、外肛門括約筋は随意筋(意識して動かせる筋肉)なので、適切な場所やタイミングで排便することが可能です。

大腸での便の形成は?

胃や腸は食べ物を消化、吸収するために、唾液、胃液、膵液、胆汁、腸液など様々な消化液が分泌され、その水分量は約9ℓになります。**水分の大部分は小腸で吸収され、大腸に流れ込む時点では約2ℓとなります。**その水分と消化吸収された残りの食べ物は液状となっています。

大腸は流れ込んだ液状のものから約24時間から72時間かけて肛門側へ移動していくうちに徐々に水分を吸収し最終的には100~200gの便となり、体外に排出されます。便の性状は、食事内容、水分摂取量、腸内細菌の種類や量のバランスの影響を受けます。

便はどんなメカニズムで出る？

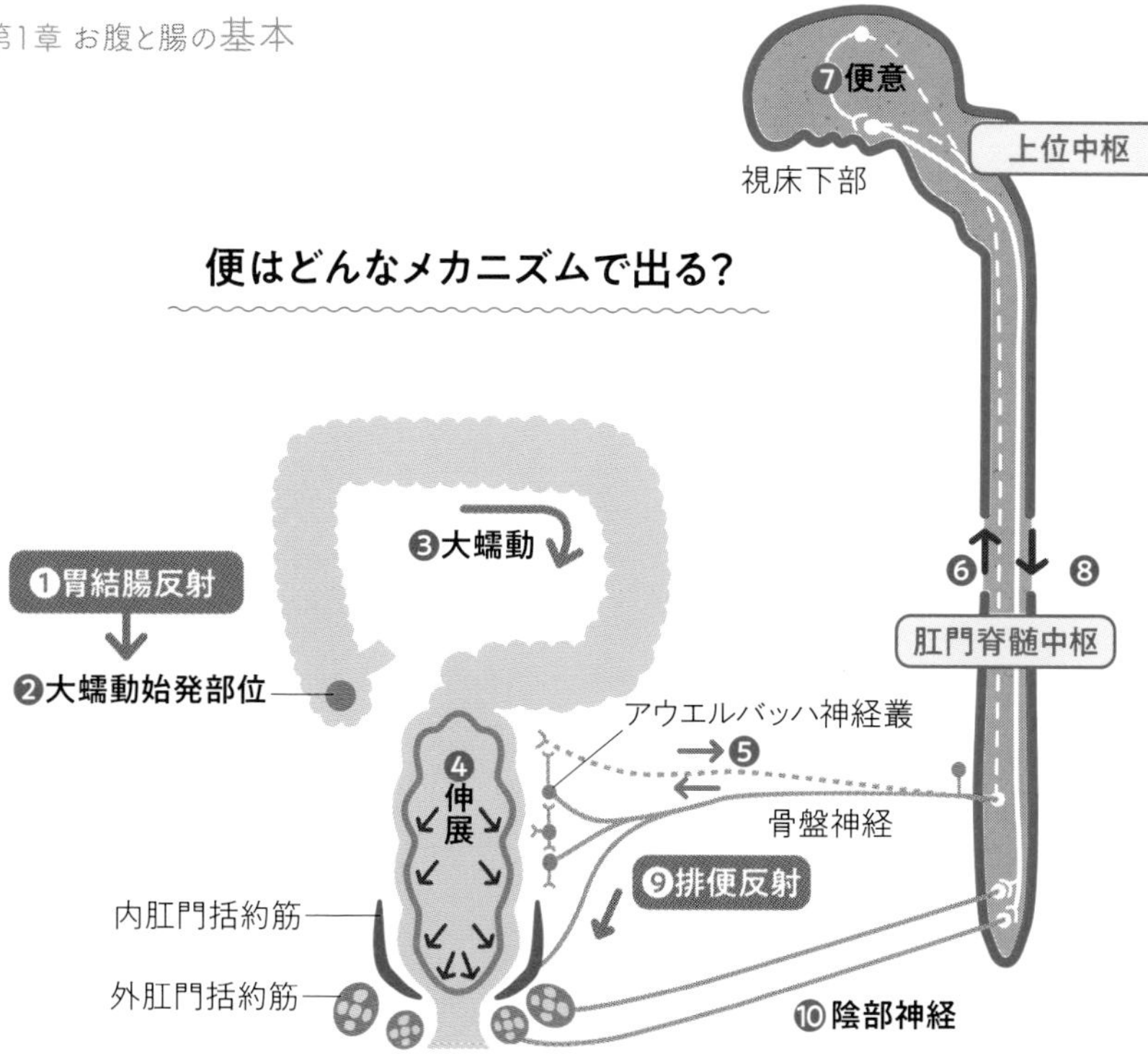

大腸での便の形成

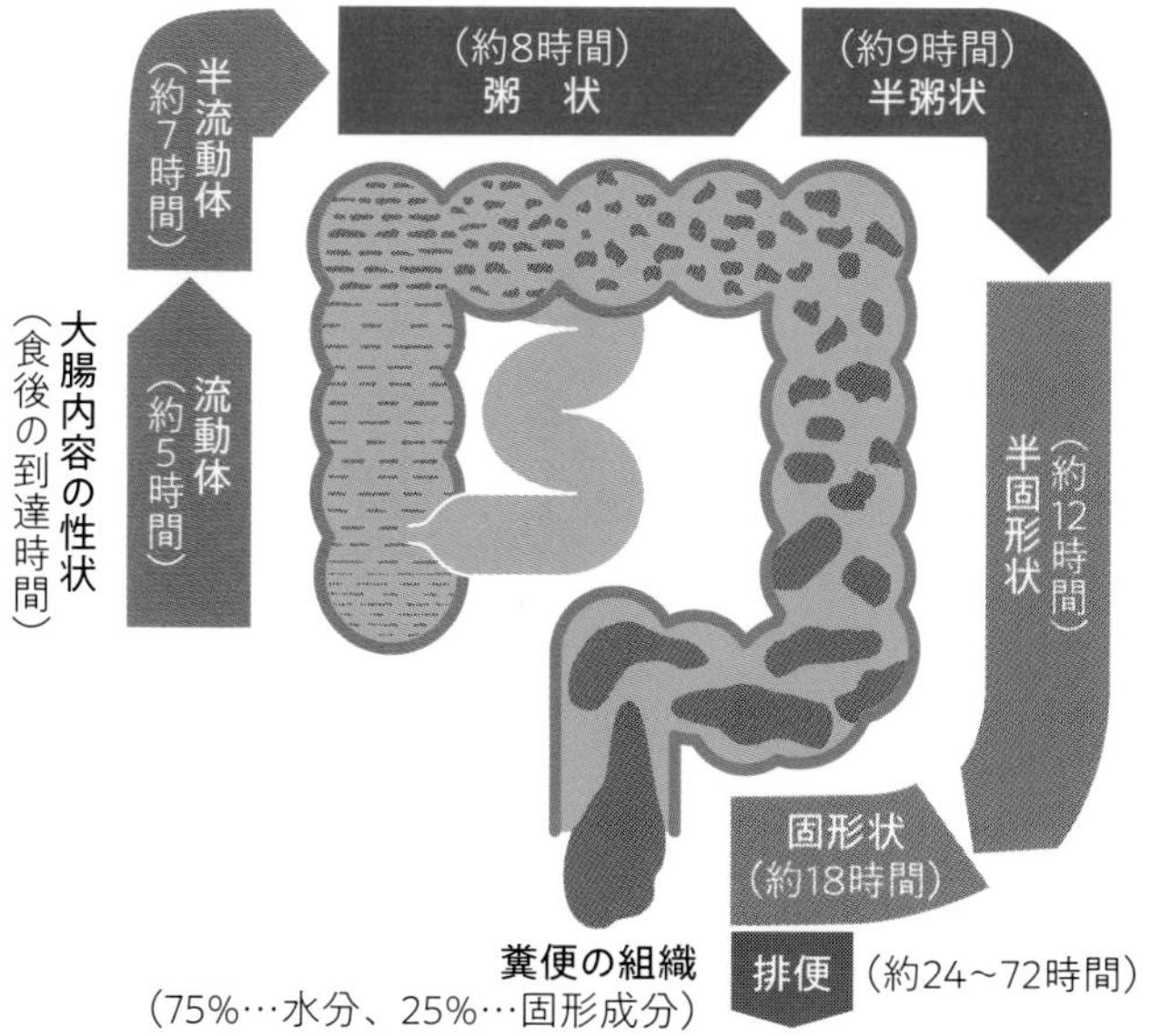

基本

〝何となく…〟ではなく、きちんと「便秘」と「下痢」を把握する

便秘とは？

便秘とは病名ではなく、本来体外に排出すべき糞便を十分量かつ快適に排出できない〝状態〟を指します。
日本内科学会では便秘を「3日以上排便がない状態、または排便があっても残便感がある状態」と定義しています。

便秘の原因は、大腸の「便の肛門側への輸送能」（物質を移動させるための能力）が低下するため、便の大腸通過時間が長くなることや、それにより水分を吸収されすぎて便が硬くなったりするためです。また直腸の収縮力が低下したり、骨盤内の筋力の低下や協調運動の障害によることにより排便困難となります。

下痢とは？

下痢とは、水分量の多い液状の糞便を排出する状態を指します。 一日数回の排便があってもその性状が固形であれば下痢とは言いません。

一般的には水分量が80～90％になると泥状便、90％以上になると水様便となります。一日の糞便中の水分量が200㎖以上、または、一日の糞便の重量が200g以上になると下痢になります。

下痢の原因としては、腸管内に流れ込む水分量が多くなる状態や、便の肛門側への輸送能が活発化して便の通過が早くなり、十分な水分を吸収されないまま排出されることにあります。

下痢や便秘にまつわる、ありがちな間違い

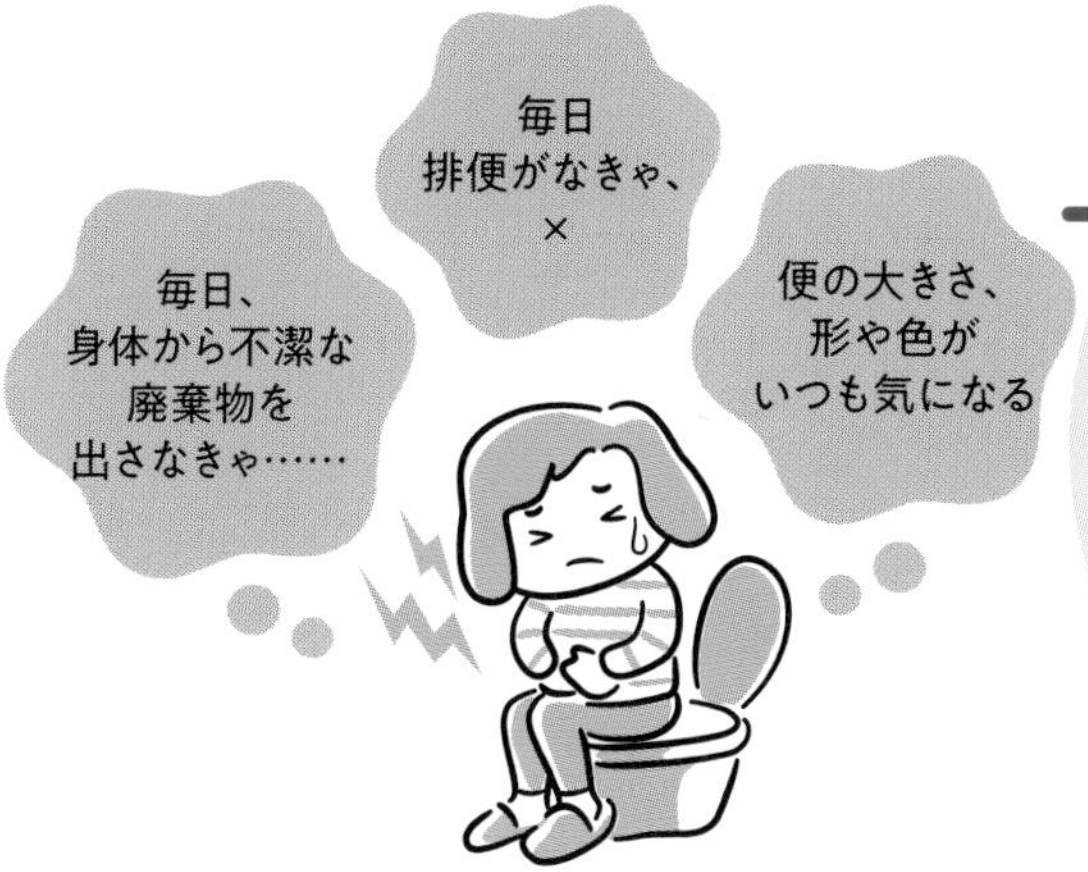
毎日、
身体から不潔な
廃棄物を
出さなきゃ……
毎日
排便がなきゃ、
×
便の大きさ、
形や色が
いつも気になる

これらは間違いです

便の大きさや形、色は下図のように分類されますが、あまり気にすること自体、いい結果をもたらしません。また、毎日排便することが腸にまつわるいろいろな症状を緩和するものとは限りません。

ブリストル便性状スケール

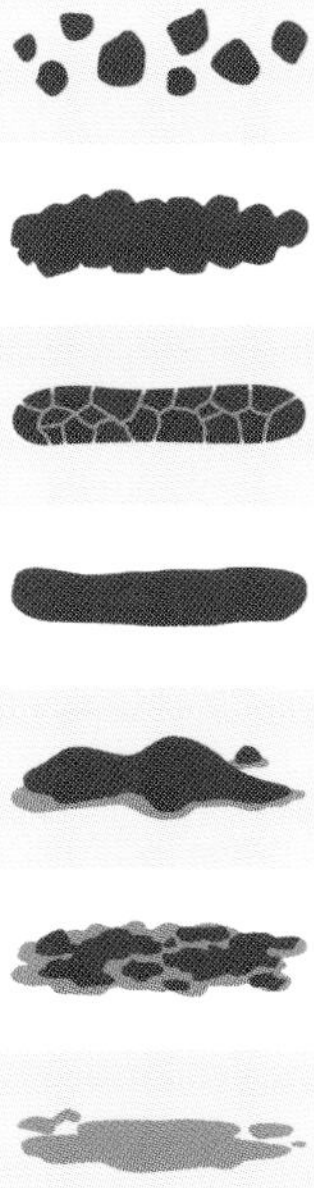

型	便の性状	一般表現
1	小塊が分離した木の実状の硬便・排便困難	兎糞便
2	小塊が融合したソーセージ状の硬便	塊便
3	表面に亀裂のあるソーセージ状の便	−
4	平滑で柔らかいソーセージ状の便	普通便
5	はっきりとした辺縁がある軟便・排泄容易	軟便
6	境界がはっきりしないふわふわの泥状便	泥状便
7	固形物を含まない水様便	水様便

「ブリストル便形状スケール」は便の状態を表す世界的な基準で、1997 年にイギリスのブリストル大学で開発された基準です

基本

腸が〝いい状態〟になるためのキーワード「腸内フローラ」

腸内フローラについて

腸内には、約1000種類、100兆個の多くの種類の細菌が認められます。その細菌は仲間ごとに固まって密集しており、まるでお花畑のような様子をしているため、「腸内フローラ（英：flora）」と呼ばれています。正式な名称は「腸内細菌叢《そう》」です。

腸内細菌の種類やその数のバランスは個人差があります。腸内フローラは食生活や生活環境などの後天的な要素も影響を及ぼしますが、最も大きな影響を与えるのは母親の腸内環境や出産の状況とされています。

また、**最近よく耳にする「腸活」とは、腸内フローラを整えていく活動**を指します。

腸内細菌にはどんなものがあるの？

腸内細菌は、大きく「善玉菌」「悪玉菌」「日和見菌」の3つに分類されます。

その割合は、通常、2：1：7といわれています。多くの細菌は酸素のある状態では生存できないため、小腸上部には少なく、下部に行くにしたがって数を増し、大腸では100兆個／g個があるといわれています。

これら多くの細菌が生存競争を繰り返しながら、一定のバランスが保たれた状態になっています。

しかし、**いずれの菌も全くいなくなることは、人体にとっていい環境ではありません。**

腸内フローラって…

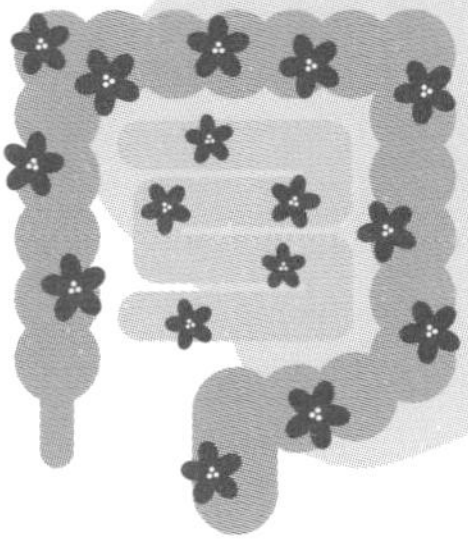

腸内フローラは年齢で変化し、高齢ではビフィズス菌が減少し、悪玉菌のウェルシュ菌が増加するといわれています。最近よく耳にする「腸活」とは、腸内フローラを整えていく活動を指します。

↓

赤ちゃんは生まれる際に母親から腸内細菌を受け継ぎます。そのフローラが中心となり、3歳までに腸内に入ってきた細菌が、その人固有の腸内フローラのパターンが形成されると考えられています。3歳までに多様な菌に触れさせることが大切だといわれる理由です。

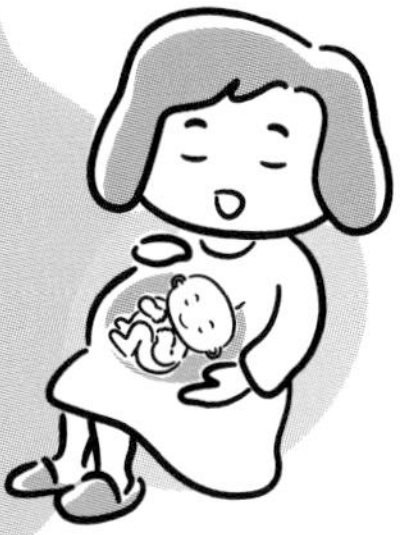

「善玉菌」「悪玉菌」「日和見菌」の役割

善玉菌
▼
乳酸や酢酸などを作り、腸内を弱酸性に保つ

悪玉菌
▼
毒性物質を作り、腸内をアルカリ性にする

日和見菌
▼
善玉菌、悪玉菌のうち、優勢な菌と同じ働きをする

それなら「悪玉菌」はなくなっちゃえば、いいんじゃない?

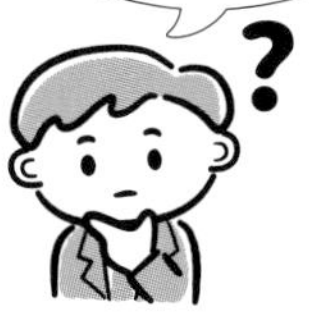

いいえ。悪玉菌には言葉から悪いイメージがどうしてもありますが、肉類などのタンパク質を分解し、便として処理排泄するという役割を持っています。悪玉菌も大切な働きをしてくれる必要不可欠な存在なので、なくなってしまっては困る存在なのです。

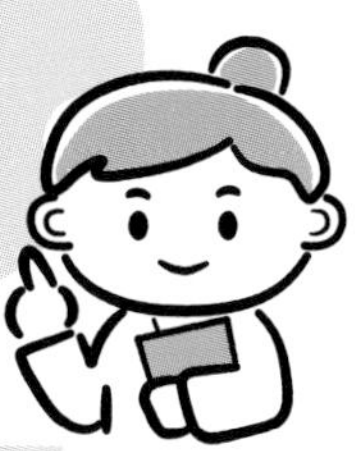

腸内細菌はバランスが大切!

基本

腸の病気には潰瘍のあるものとないものがある〜ＩＢＤとＩＢＳ

腸に潰瘍があるＩＢＤ

大腸及び小腸の粘膜に慢性の炎症または潰瘍をひきおこす原因不明の疾患の総称を炎症性腸疾患（Inflam-matory Bowel Disease：IBD）といい、狭義にはクローン病と潰瘍性大腸炎のことをいいます。

潰瘍性大腸炎は、大腸の粘膜（最も内側の層）にびらんや潰瘍ができる大腸の炎症性疾患で、特徴的な症状は、血便や下痢とよく起こる腹痛です。

クローン病は、口腔にはじまり肛門にいたるまでの消化管のどの部位にも炎症や潰瘍（粘膜が欠損すること）が起こる病気で、小腸と大腸を中心として特に小腸末端部が好発部位です（詳細はｐ32）

腸に潰瘍はなく、腸の働きが異常のＩＢＳ

ＩＢＳ（過敏性腸症候群）とは、腹痛、腹部膨満感、下痢、便秘といったお腹や便の異常が数ヵ月以上続く状態のときに考えられる病気で、成人のおよそ10人に１人の割合で発症し、女性は男性の約1.5倍（有病率14％）の発症率と言われています。ストレスやうつ、不安といった心理異常が発症の危険因子となります。医療機関で、採血や、各種レントゲン検査、内視鏡検査で異常がないと言われることの多い疾患です。

ＩＢＳは便の形状によって「便秘型」「下痢型」「混合型」「分類不能型」の４つのタイプに分類されます。詳細は第一章（ｐ34〜35）で詳しく説明します。

クローン病と潰瘍性大腸炎の違い

「潰瘍性大腸炎」の炎症は大腸のみですが、クローン病の病変は口腔〜肛門までのどの部位にも炎症が起こります。

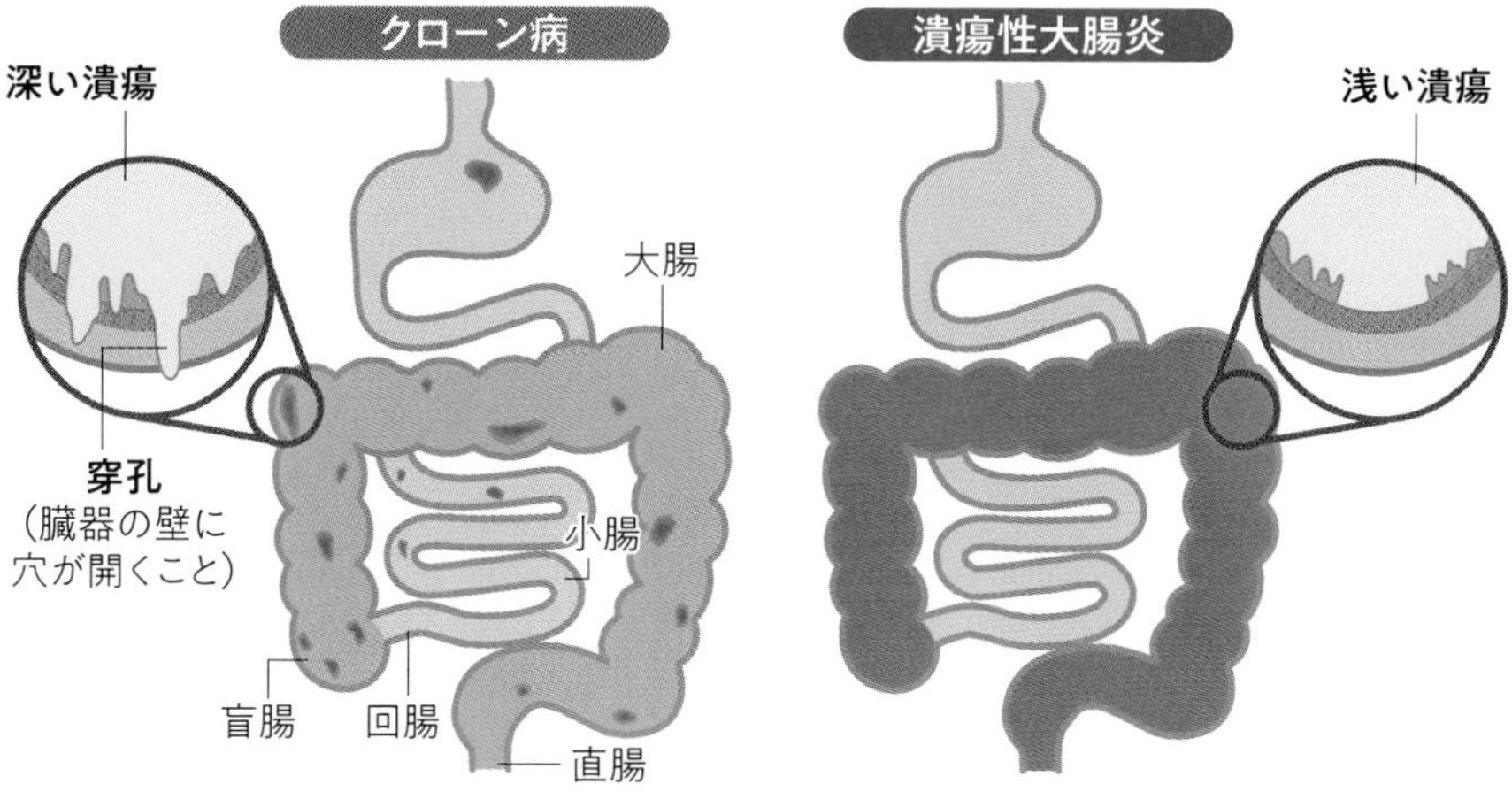

日本人成人における消化器症状の出現頻度（月に2回以上の症状発現）

日本では成人の4分の1が月に2回以上の消化器症状を感じています。それぞれ20万人、4万人以上が罹患している。症状は、腹痛や下痢、血便、体重減少などで、原因は分かっておらず長期的な治療が必要な疾患です。

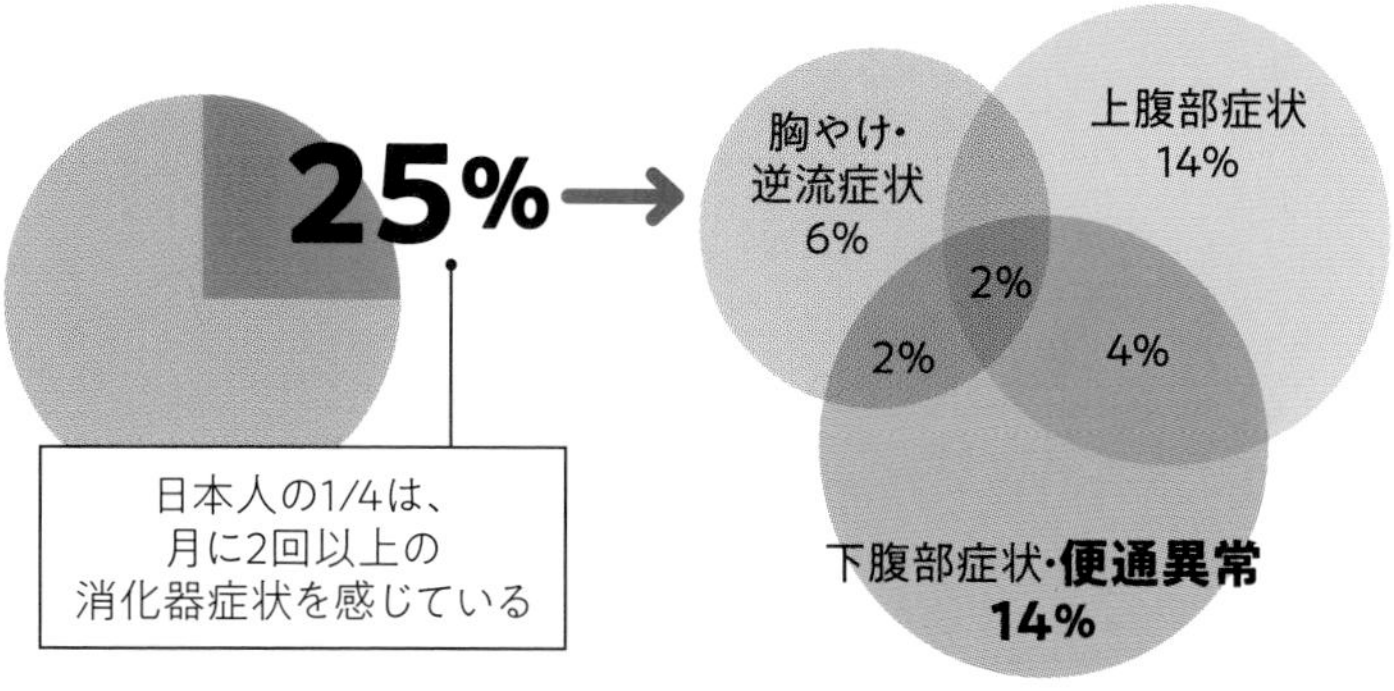

調査方法：20〜80歳の11,020名を対象とした胃腸症状に関する調査

腹痛や下痢、血便、体重減少などが続いた場合、

IBDの可能性がある P32〜35「IBD/IBS」参照

Column

「腸」を詠む俳句が教えてくれること

腸と俳句は一見接点などないように思えますが、意外なことに「腸（はらわた）」は多くの句に散見されます。腸は心身の健康の要といえる存在でもあり、人の暮らし、ひいては人生に密接に関わっています。そう考えれば、心の動きを表現する俳句に「腸（はらわた）」という言葉が用いられるのは自然なことなのかもしれません。

夏目漱石は大病を患った後、ようやく粥を口にすることができた時のことを思い返し「腸に春滴るや粥の味」と詠みました。粥を食すことで実感した夏目漱石の生還への喜びが「腸に春滴る」という言葉に表現されています。

また、松尾芭蕉は「櫓の声波を打って腸氷る夜や涙」と詠みました。「櫓（ろ）」は船を漕ぐ道具、「櫓の声」は舟を漕ぐ音です。松尾芭蕉は凍える寒さを「腸（はらわた）凍る」と表現し、船上での言葉にならない涙を詠ったのです。

人生における心の機微や哀感の近くには腸という存在があることを、俳句は私たちに教えてくれます。

第2章

あなた自身のお腹と腸を知る

一言で「お腹の調子が悪い」と言っても、
その状態は人によって様々です。
まずは自分自身のお腹や腸の状態が「どう悪いのか」を
客観的に把握することが大切です。
ここでは、まず慢性的な下痢や便秘がある人のためのフローチャートで
まず自分自身の状態をしっかり把握し、
それぞれの状態ではどんな対応をしていくかという、
改善の方向性を考えていきます。

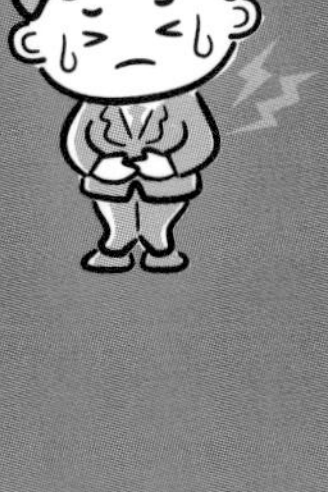

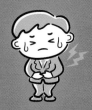

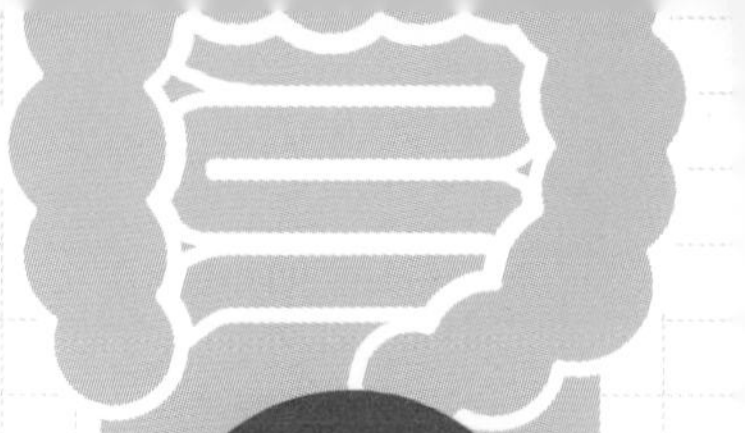

知る

慢性的な下痢や便秘がある人のための“自分の腸を知る”フローチャート

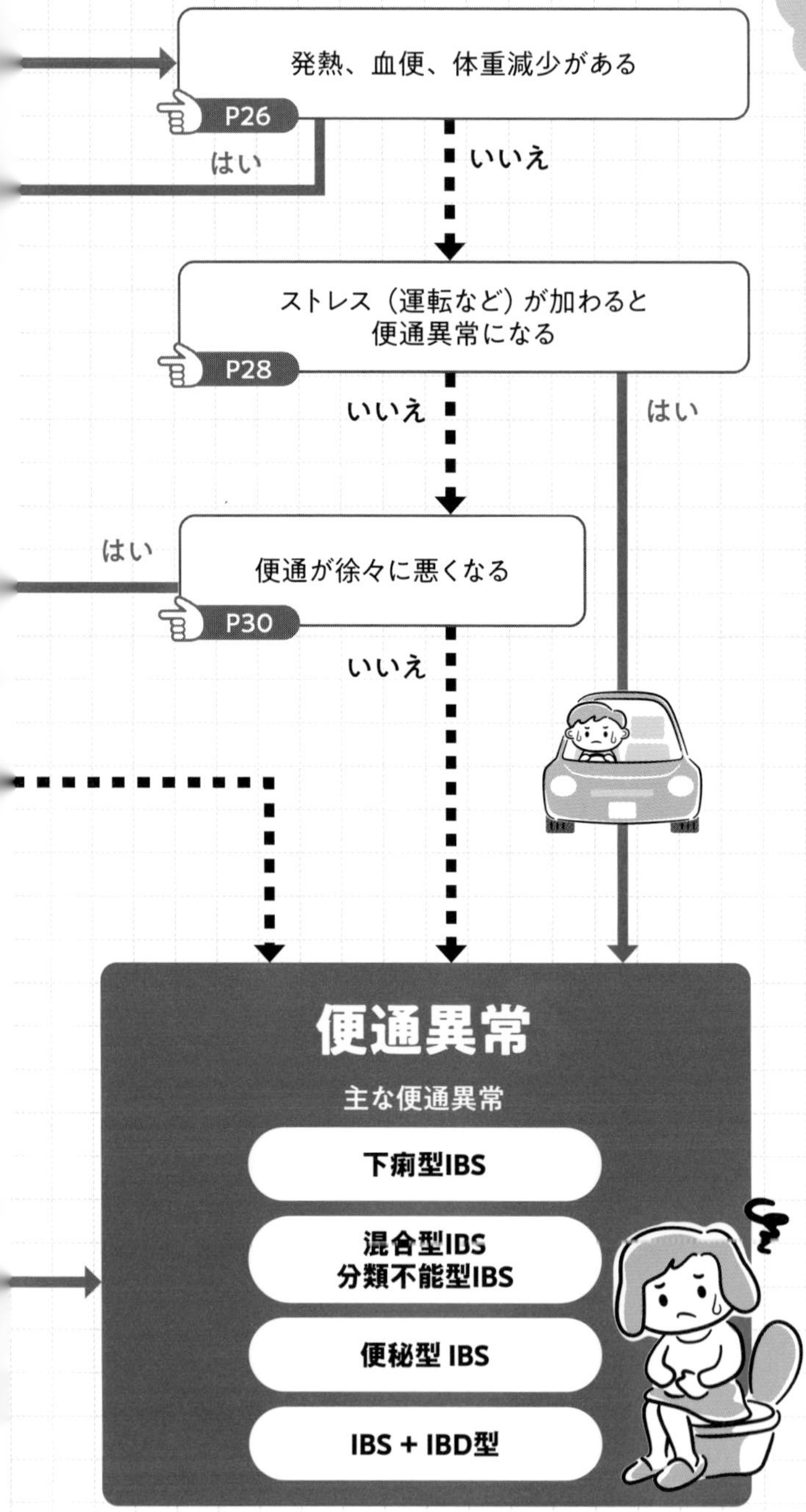

START

慢性的に下痢・便秘などの便通異常がある（時には腹痛を伴うこともある）

はい

いいえ

排便異常なし

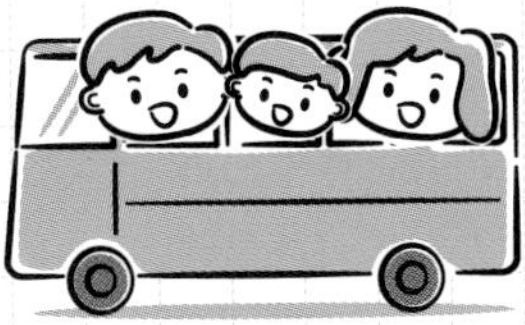

医療機関で検査し、異常がある

はい

いいえ

腸の腫瘍性疾患

はい

いいえ

P32

IBD

治療でIBDは落ち着いているのに
便通異常がある

いいえ

はい

がんなど

現在の治療継続

診断と解説❶

発熱、体重減少、血便と腸の関係

体のどこかに炎症を生じると、その炎症をとるための反応として発熱します。**腸も潰瘍やびらんができると発熱します。腸が炎症を起こしていることの重要なサインの一つ**です。食事を取っていても、体重が減っていく場合、何かの小腸の病変の可能性があります。

血便は、便と一緒に血が出ることですので、消化管のどこからか出血していることになります。特に小腸の下部や大腸からの出血では赤い血が出ます。胃や十二指腸からの出血ではコールタールのような黒い便になります。いずれも腸の粘膜に何らかの〝傷〟がある可能性があり、医療機関での検査の必要があります。

医療機関での検査について

医師に症状を詳しく話し、検杳を受けていきます。尿や血液の検査で、体の炎症を示す数値が高くないか、貧血や栄養状態を示す値が悪くないかを調べてもらいます。胃や腸だけでなく、胆のうやすい臓の病気でも便通異常をきたすこともあるため、腹部超音波検査（腹部エコー検査）で腫瘍（がんなど）がないか、炎症がないかを検査してもらいます。さらに、内視鏡検査（胃カメラや大腸のカメラ）で粘膜に潰瘍やただれなどの炎症がないか、腫瘍（がんなど）がないか調べます。必要があればCT検査やMRI検査などさらに詳しく検査してもらいます。

IBDの自覚症状

腹痛や倦怠感などに加え、血便が出るなどした場合はIBD（潰瘍性大腸炎、クローン病）の可能性があります。このグラフはIBDの自覚症状を示したものです。

（初発時の臨床事例）

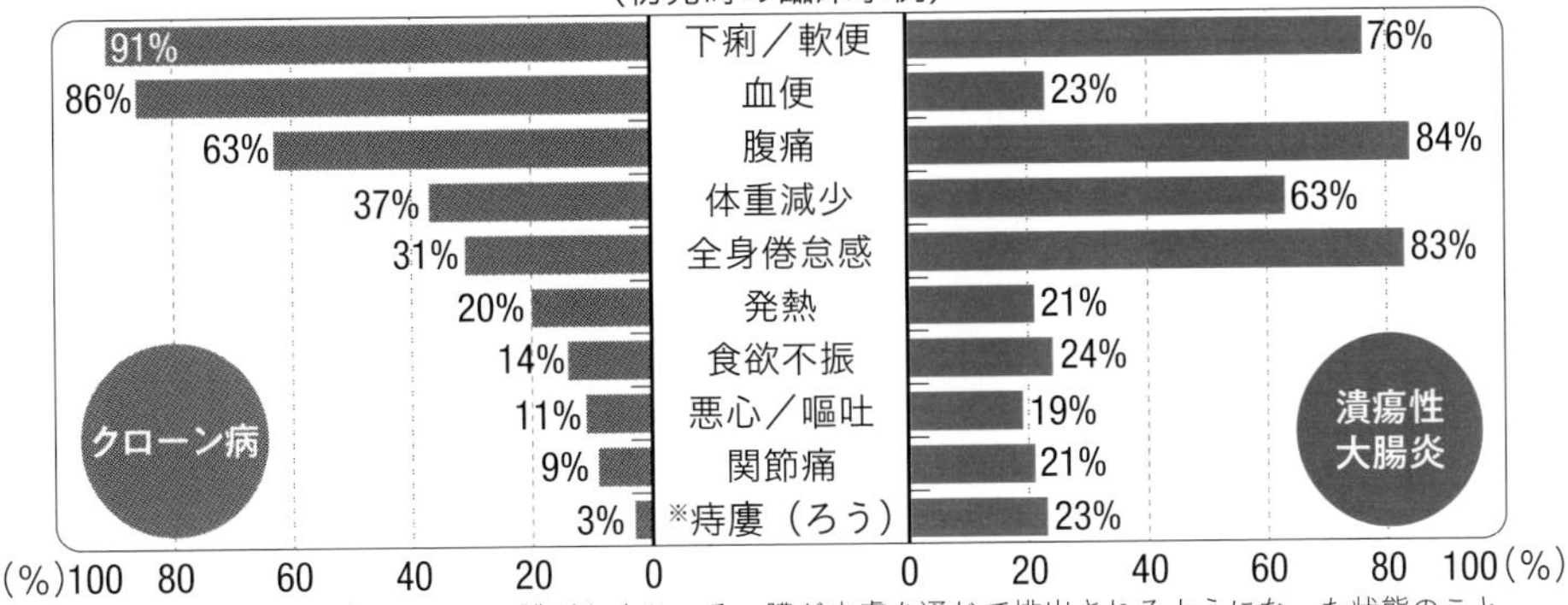

※痔瘻とは、肛門や直腸の周辺に膿がたまり、その膿が皮膚を通じて排出されるようになった状態のこと

IBSの自覚症状

長期にわたる下痢や便秘の場合、IBS（過敏性腸症候群）の可能性があります。

腹部・排便状態

- 腹痛、腹部膨満感がある
- 排便すると腹痛がやわらぐ
- 急に下痢でおなかが痛くなりトイレに駆け込むことがよくある
- 下痢や便秘が何週間も続く
- 便秘と下痢を交互にくり返す
- 便秘がちでコロコロした便が出る
- 排便後に残便感がある
- ガスが溜まって苦しい

その他の症状

消化器症状

吐き気・嘔吐、食欲不振など

全身症状

頭痛、腰痛、全身倦怠感、めまい感、そう痒など

精神症状

不眠、抑うつ、不安感など

医療機関での様々な検査

腸に腫瘍（がんなど）や炎症がないかをいろいろな方法で調べていきます

CT検査

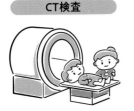

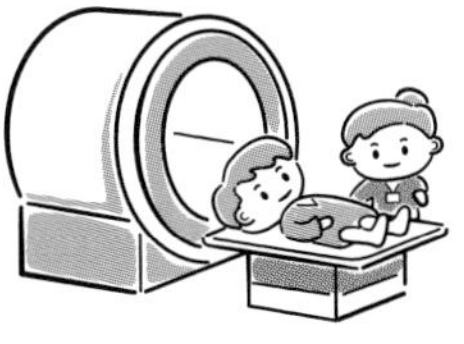

内視鏡

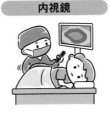

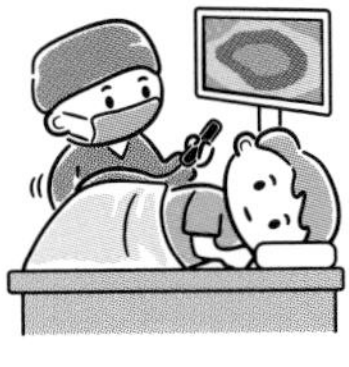

採血

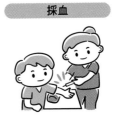

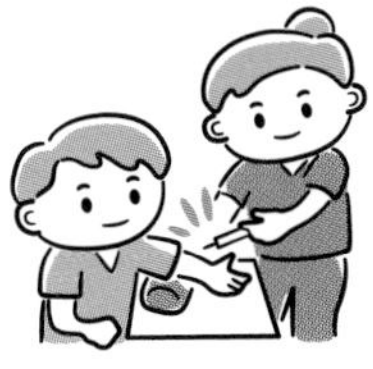

ストレスと便通

脳腸相関の仕組み

脳と腸は古くから「断腸の思い」、「腑（ふ）に落ちる」などの言葉があるように、密接な関係があることが知られています。

脳にはおよそ1000億といわれる神経細胞が、また腸には1億ともいわれる数の神経細胞があるとされています。それらが2000本の神経線維で繋がっています。腸はこの交感神経・副交感神経という自律神経で脳とつながっているほか、ホルモンを介する内分泌系、免疫細胞を介する免疫系、さらに最近よく言われる腸内細菌叢の関与で繋がっています。

このことは、ストレス（脳の状態）が腸に影響し、

下痢や便秘などの便通異常をひきおこすことや、逆に便通異常などの腸の状態が脳に伝わり、憂うつ感、イライラなど、メンタルに影響を及ぼすことに繋がります。

このように、**脳と腸が互いに情報をやり取りすることで体を管理する仕組みを「脳腸相関」といいます。**

腸には「筋層間神経叢」と「粘膜下神経叢」と呼ぶ二つの「神経叢」（神経が網目状につながった構造）があります。この二つの神経叢が脳の指令を待たず、様々な役割を果たします。

運転などのストレスは、腸にその情報が伝達され、筋層間神経叢に作用することによって、便通異常を生じさせることになります。

二つの神経叢《そう》の役割

この2つの神経叢は、大脳の構造と同様、複雑なネットワークを形成します。

筋層間神経叢
▼
「アウエルバッハ神経叢」
とも呼ばれ、
腸の蠕動運動を
コントロール

粘膜下神経叢
▼
「マイスナー神経叢」
とも呼ばれ、
粘膜の血流や分泌、
吸収などをコントロール

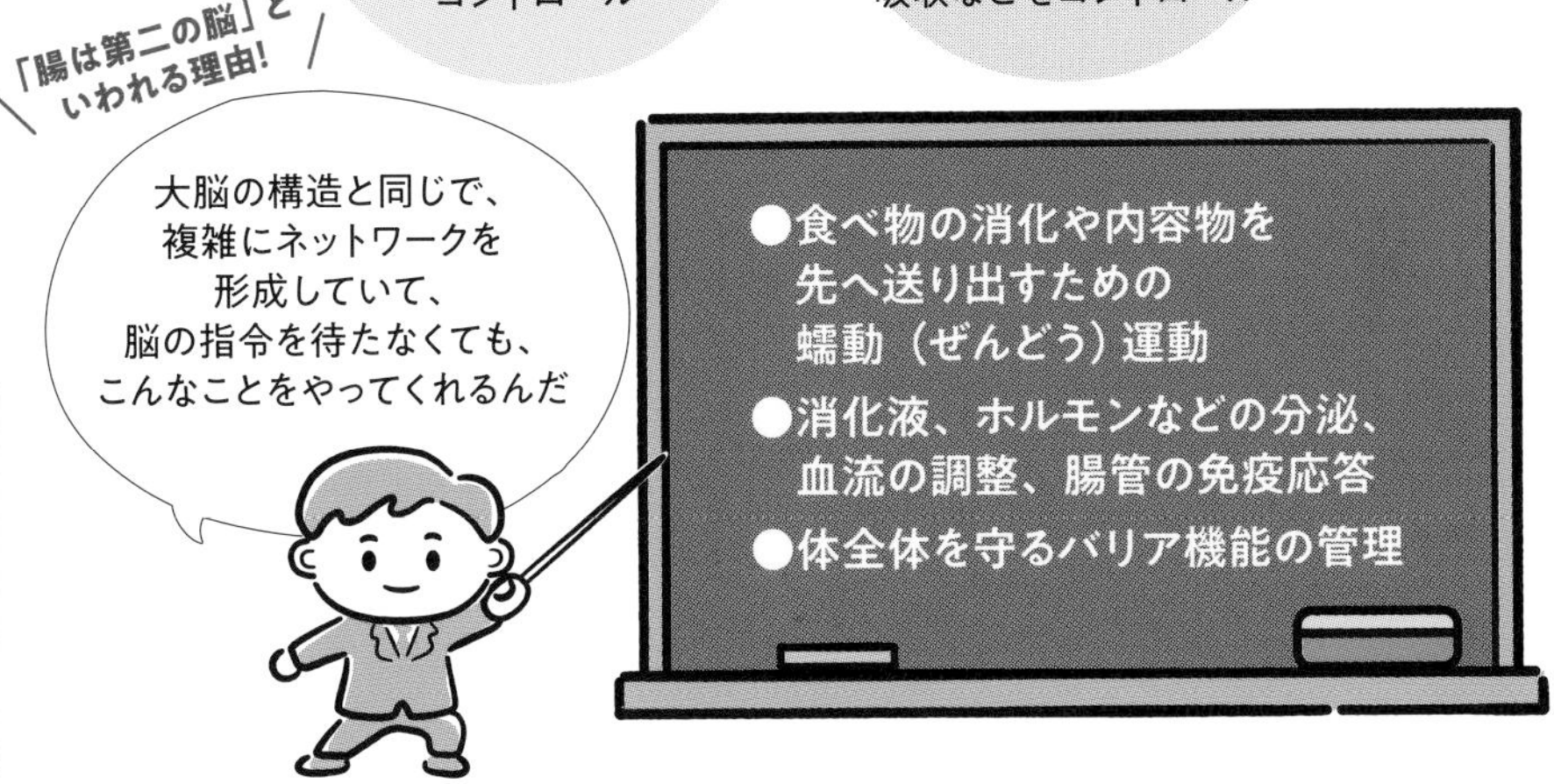

「腸は第二の脳」と
いわれる理由!
大脳の構造と同じで、
複雑にネットワークを
形成していて、
脳の指令を待たなくても、
こんなことをやってくれるんだ
●食べ物の消化や内容物を
先へ送り出すための
蠕動（ぜんどう）運動
●消化液、ホルモンなどの分泌、
血流の調整、腸管の免疫応答
●体全体を守るバリア機能の管理

脳腸相関による悪循環

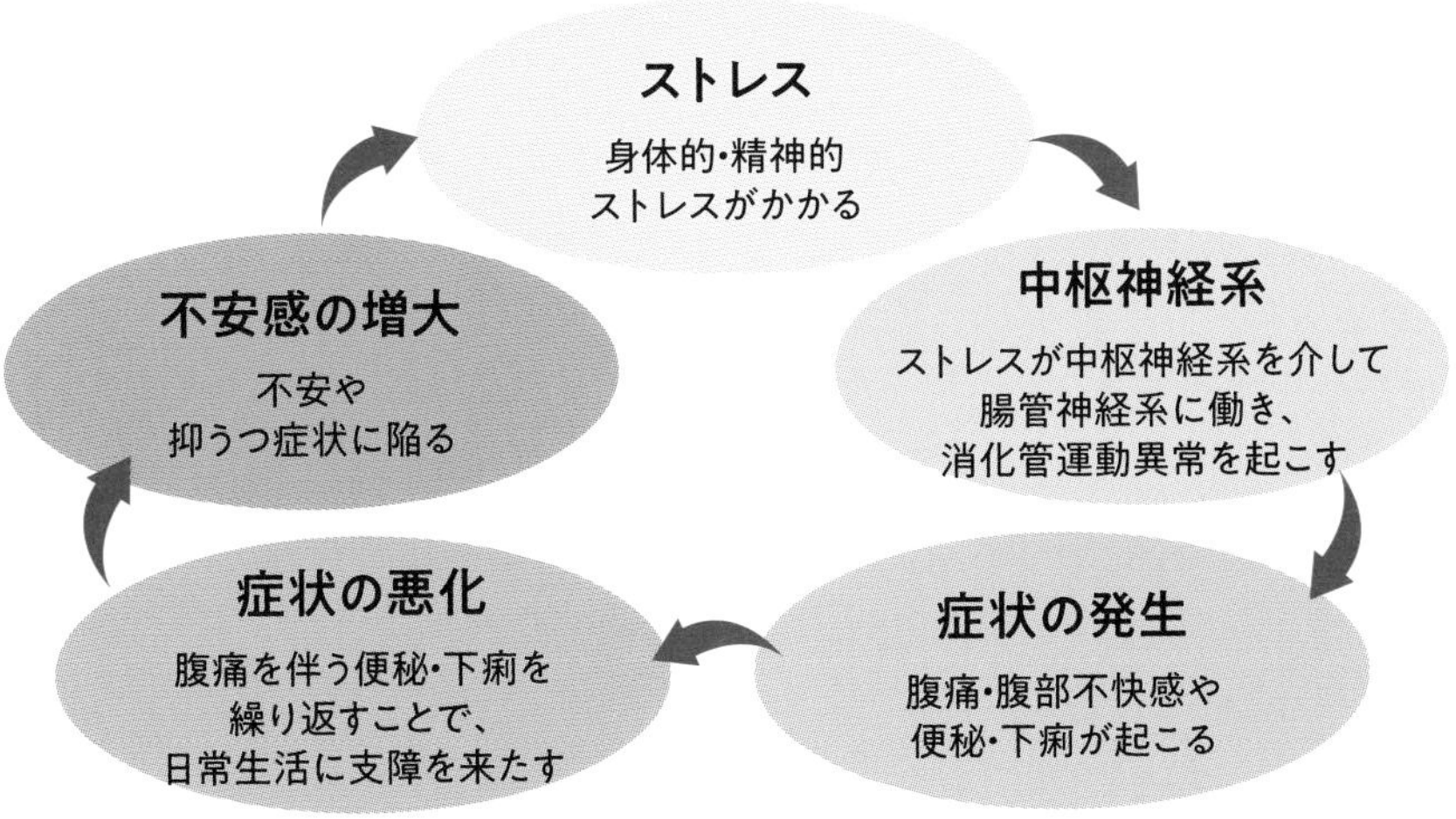

ストレス
身体的・精神的
ストレスがかかる
中枢神経系
ストレスが中枢神経系を介して
腸管神経系に働き、
消化管運動異常を起こす
症状の発生
腹痛・腹部不快感や
便秘・下痢が起こる
症状の悪化
腹痛を伴う便秘・下痢を
繰り返すことで、
日常生活に支障を来たす
不安感の増大
不安や
抑うつ症状に陥る

ストレスの有無にかかわらず症状が強くなっている場合

慢性的に下痢や便秘などの便通異常があり、ＩＢＤにみられる症状やストレスによる便通異常が見られないにも関わらず、症状がだんだんと強くなる場合は一度医療機関で検査をすることをオススメします。

症状は日によって強くなったり、弱くなったり、無くなったりすることはありますが、一週間、一ヶ月経過するうちに何となく悪い方向に向かっているときは注意が必要です。「もっと早く診断を受けていれば…」と後悔される方も少なくありません。**病状がゆっくり進んでしまっていることもありますので、早期発見・治療をしていくことが大切**です。

ＩＢＤは落ち着いているのに便通異常がある人は…

医療機関でのＩＢＤ治療がうまくいき、発熱、血便、体重減少などのＩＢＤにみられる症状が落ち着いていて、大腸内視鏡検査（大腸カメラ）や血液検査（採血検査）でも炎症の所見がないにもかかわらず、慢性的な下痢や便秘などの便通異常だけが続くような場合や以前なかった便通異常がみられるようになったなどの場合、ＩＢＤにＩＢＳが合併している可能性が考えられます。

ＩＢＤの治療だけでなく、ＩＢＳの治療を受けることで症状がなくなる可能性があります。主治医と相談するといいでしょう。

便通異常がこんな感じで変化していたら…

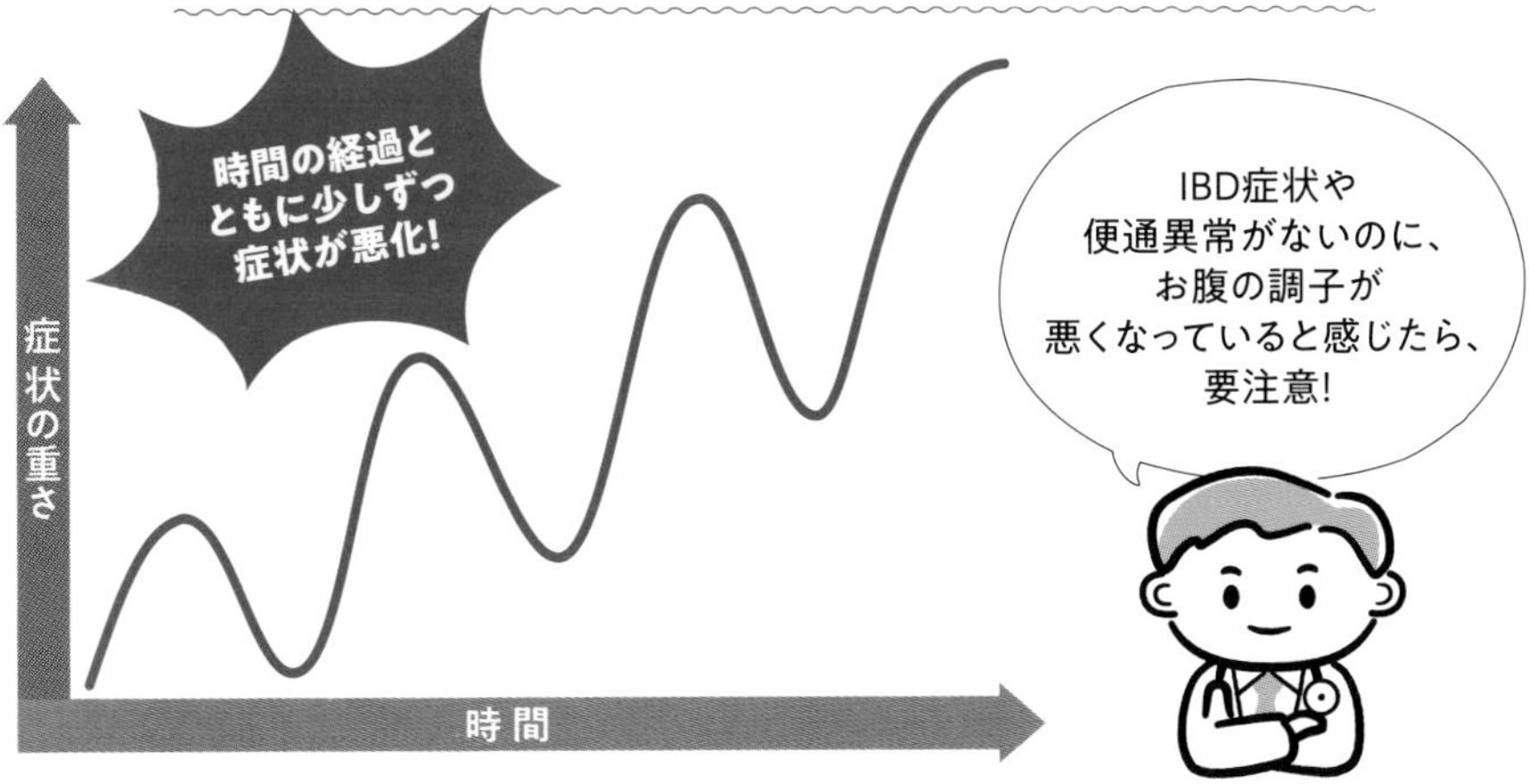

IBD治療自体はうまく進んでいるのに…

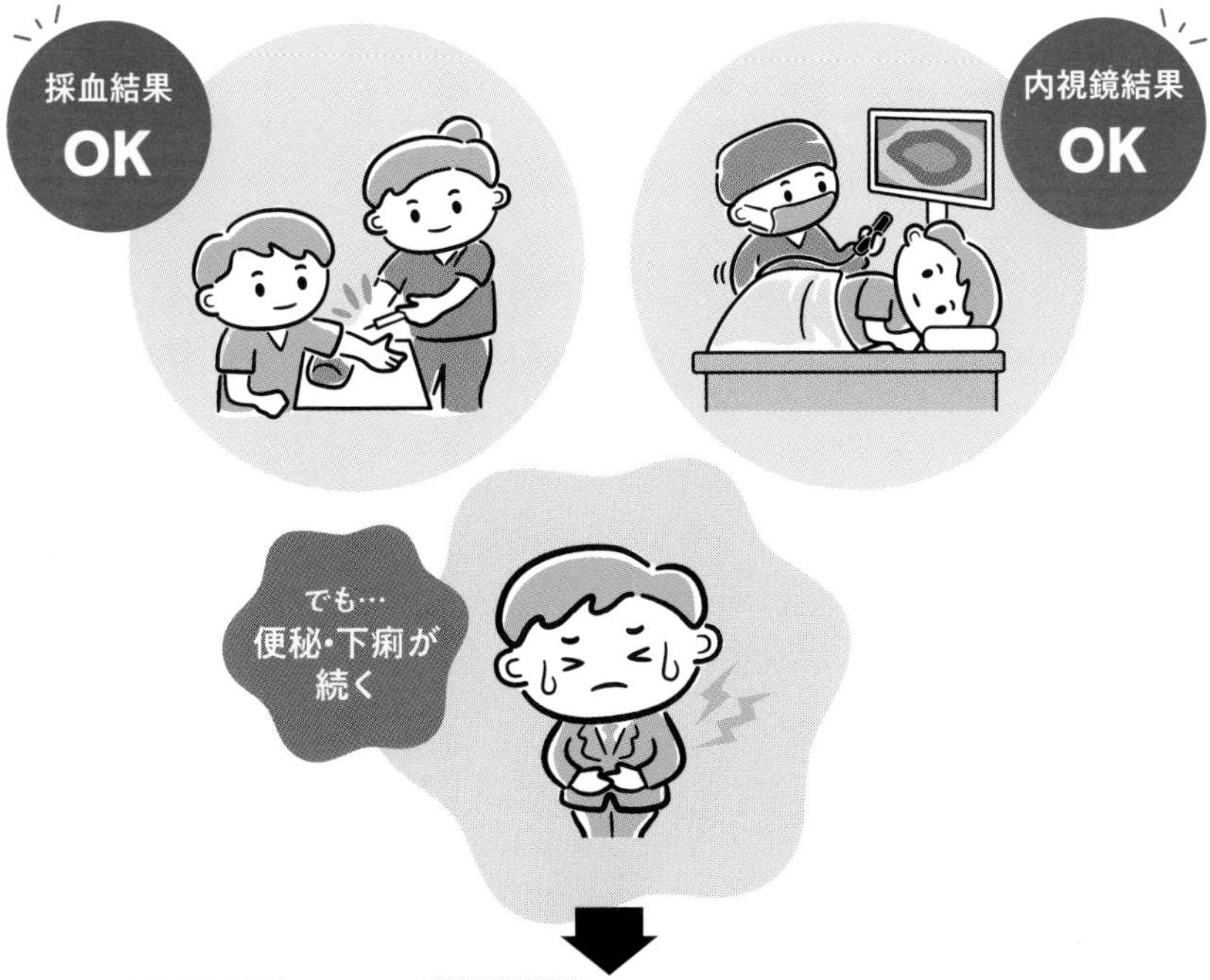
採血結果
OK
内視鏡結果
OK
でも…
便秘・下痢が
続く

IBD + IBS 合併の可能性あり!

知る

ＩＢＤ「潰瘍性大腸炎」と「クローン病」、それぞれの違い

病変はそれぞれ特徴が異なる

潰瘍性大腸炎の病変は、大腸の粘膜（最も内側の層）にびらんや潰瘍ができる粘膜の擦り傷のような病変です。症状の特徴は下痢、血便で、病変は直腸から連続的に、そして上行性（口側）に広がっていくことが特徴で、最大で直腸から結腸全体に拡がります。症状の軽いものから、食事もとれず、出血がひどく大腸を全部切除しなければならなくなる人もいます。症状はよくなったり、悪くなったりを繰り返すことの多い病気です。

クローン病は若い人に多く、女性より男性に多い傾向があります。口腔から肛門にいたるまでの消化管のどの部位にも炎症や潰瘍（粘膜が欠損すること）が起こる病気です。また、病変が連続してできるものでなく（病変と病変の間に正常部分が存在すること）、はなれて多数できるのが特徴です。症状は、腹痛や下痢、肛門痛、体重減少などで、食事をすると腹痛が出現することが多く、食事を控えることも体重減少につながります。

両疾患とも原因は分かっておらず長期的な治療が必要な疾患ですが、**近年では様々な治療薬が開発されて、治療の継続は必要となるものの、ほぼ普通の日常生活を送れるようになります。**

また、国の難病に指定されていますので、症状の強い人は医療費がある程度免除されます。

潰瘍性大腸炎・腸内の症状

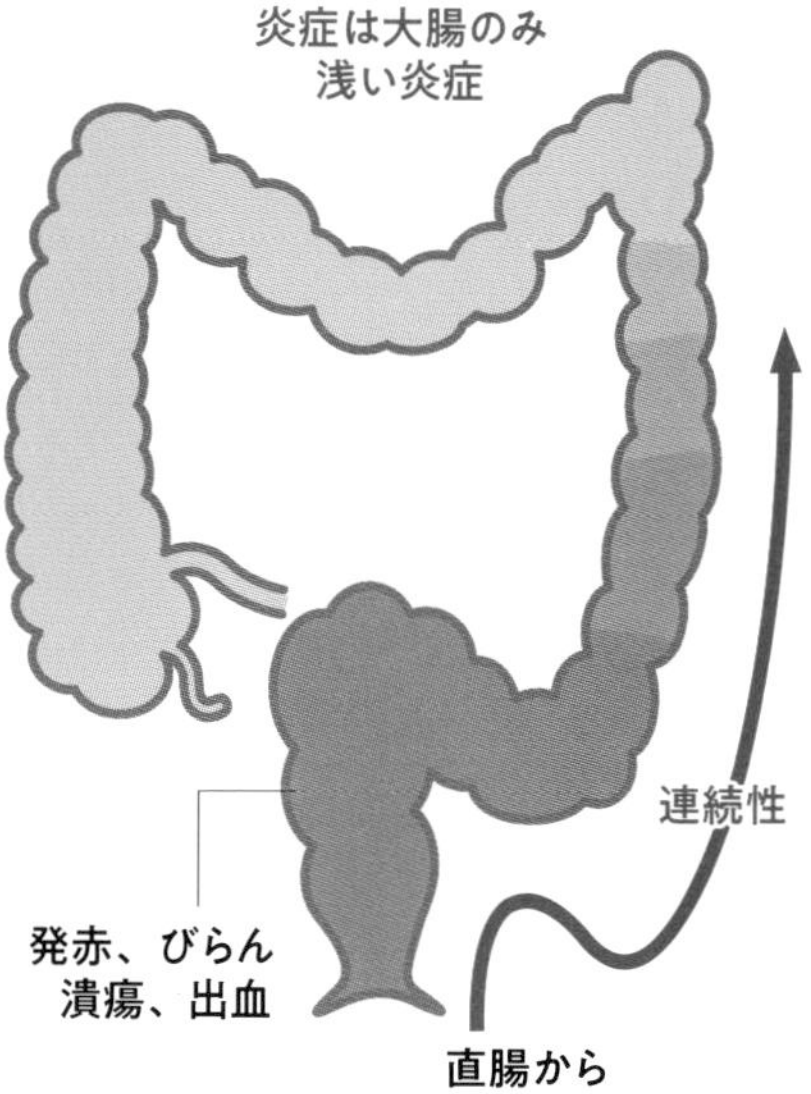

潰瘍性大腸炎・症状と時間経過

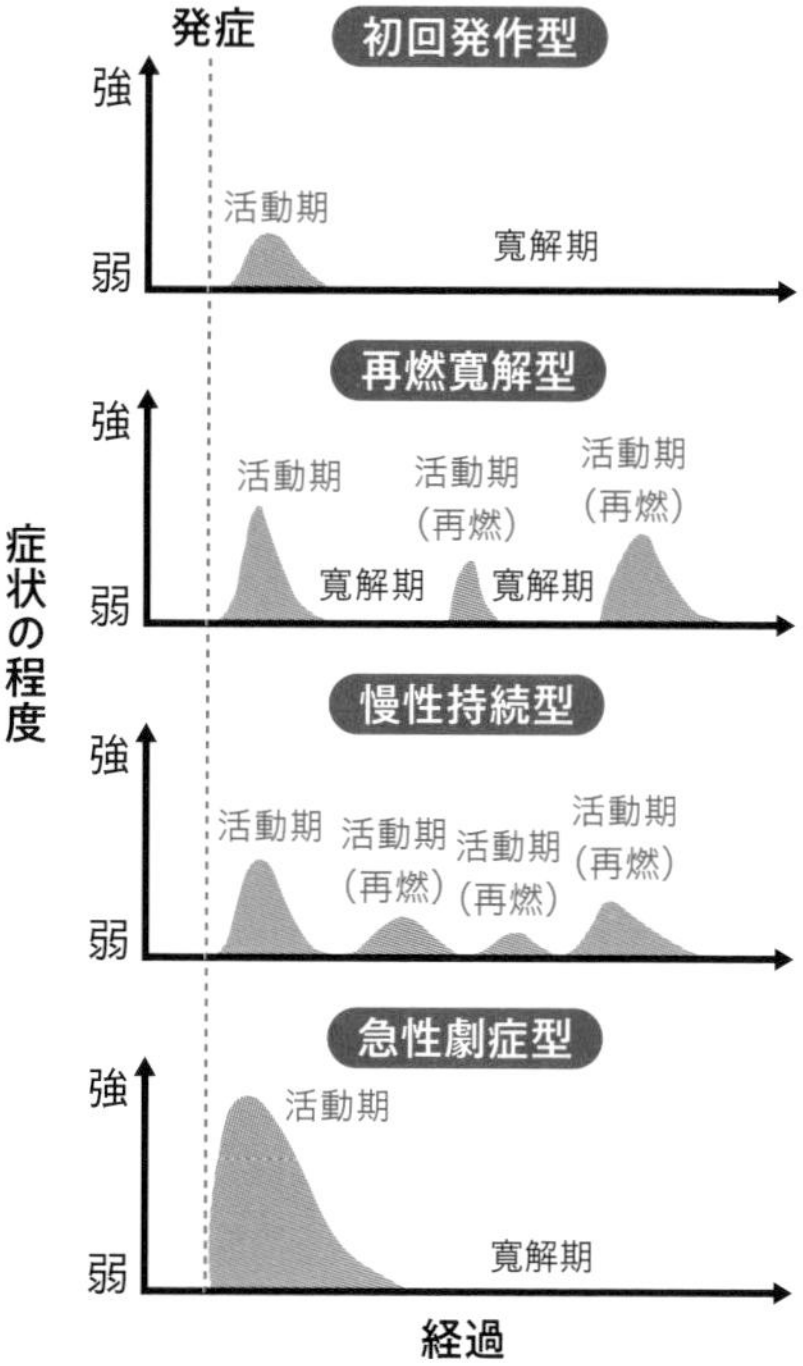

クローン病の特徴

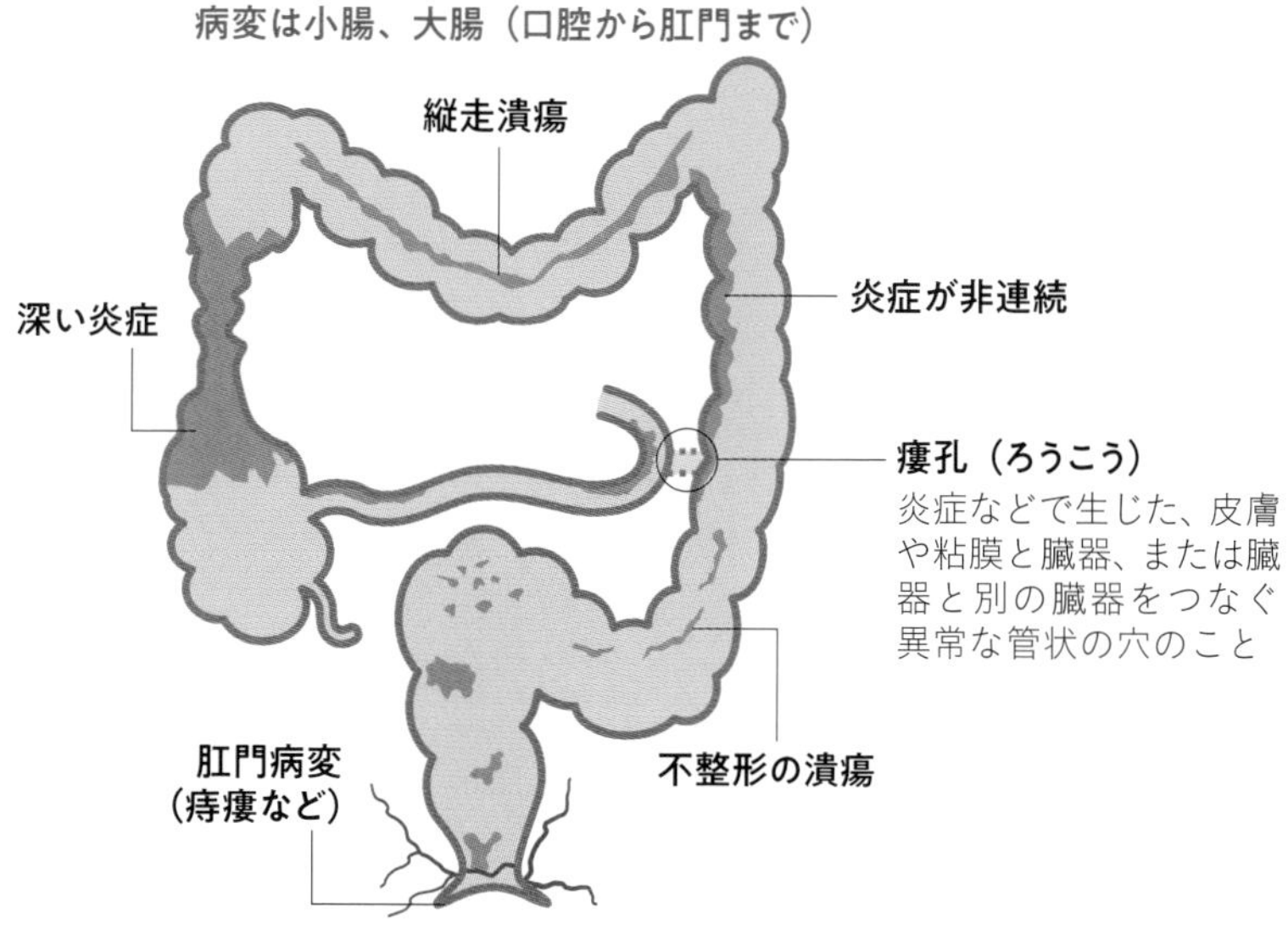

知る

IBS（過敏性腸症候群）には4種類がある

若い年代の方に多く発症する傾向がある便秘・下痢混合型

IBS（過敏性腸症候群）はRomeⅢという国際的な診断基準で、便の形状によって4型に分けられ、その頻度は、下痢型23.1％、便秘型22.2％、混合型49.8％、分類不能型4.9％と報告されています。それぞれ病型は異なりますが、内臓の知覚過敏、摂取刺激時の大腸運動亢進《こうしん》（＝過剰な動き）は共通のものであるため、四つの型で便の硬さは変わっても同様の症状となります。

「便秘型」は時に大腸の横行結腸の大きさが下痢型、混合型よりも大きく，全消化管通過時間も長いため、つまり動きが悪いため、便の水分を多く吸収してしまい、硬い便になってしまうと考えられます。若い年代の方や女性に多く発症する傾向があります。

「下痢型」は便の性状の割合が便秘型とは逆です。消化管の通過時間は他の3型より短いですが、短縮がみられたのは36％との報告もあります。男性に多く発症する傾向があります。

「混合型」は4型の中では、最も多い型です。数日間排便がなく、その後最初に硬い便が出た後に一日の間に複数回下痢が起こることがあります。

IBSの便秘・下痢混合型は若い年代の方に多く発症する傾向があり、便秘のみや下痢のみの症状に移行することもあります。

「分類不能型」では硬便・兎糞状便、それぞれの割合が25％以下となっています。

過敏性腸症候群の年代別・性別有病率

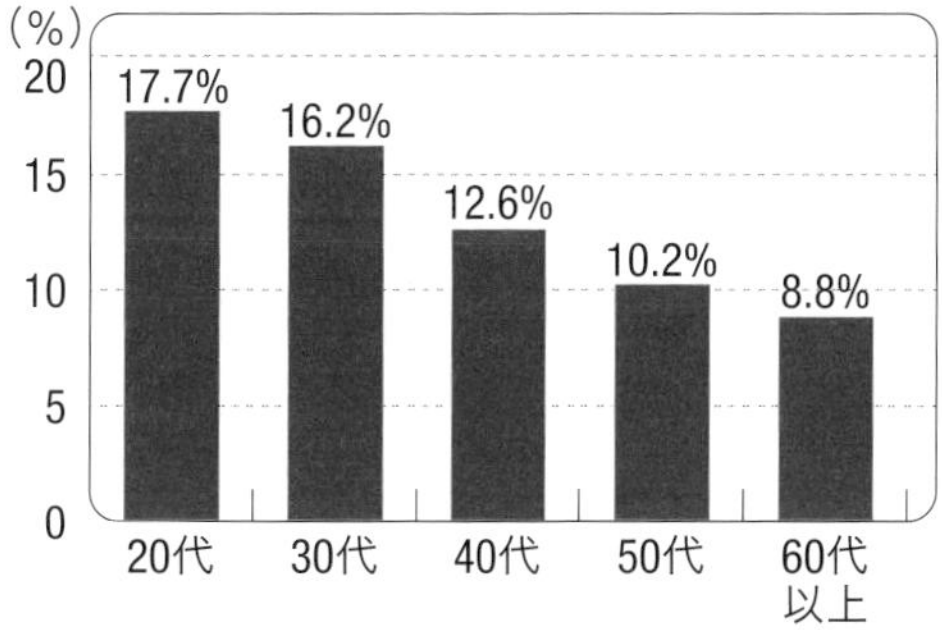

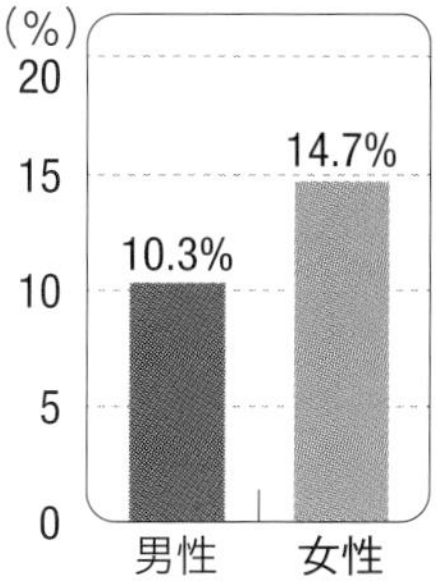

総務省統計局人口推計（平成17年11月1日現在）データを基にした推計値

IBSは便形状により「下痢型」、「便秘型」、「混合型」、「分類不能型」に分類される

便秘型 (IBS-C) C:Constipation	硬便または兎糞状便が25%以上あり、軟便（泥状便）または水様便が25%未満のもの
下痢型 (IBS-D) D:Diarrhea	軟便（泥状便）または水様便が25%以上あり、硬便または兎糞状が25%未満のもの
混合型 (IBS-M) M:Mixed	硬便または兎糞状便が25%以上あり、軟便（泥状便）または水様便も25%以上のもの
分類不能型 (IBS-U) U:Unsubtyped	硬便または兎糞状便が25%以上あり、軟便(泥状便)または水様便が25%未満のもの

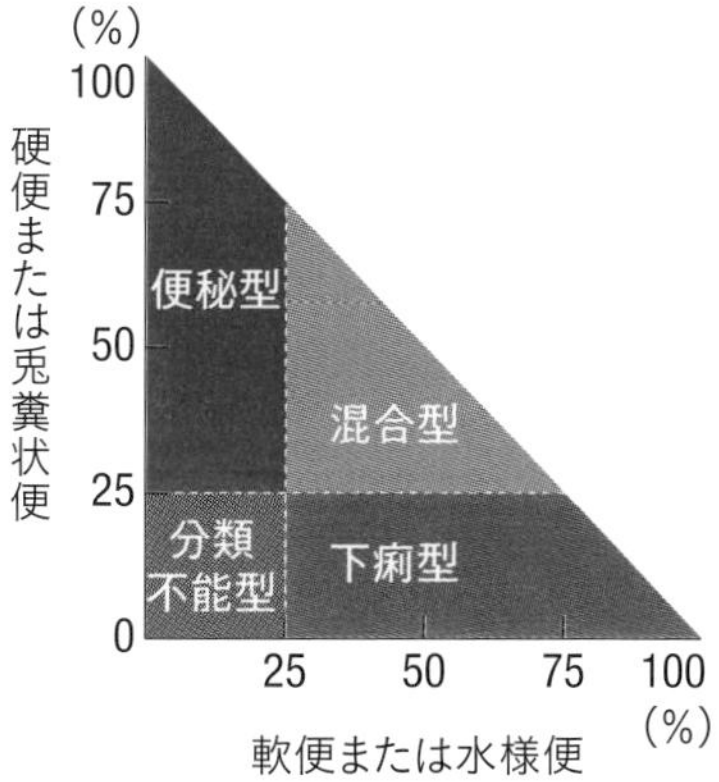

便形状の判定はブリストル便形状スケールを用いています（P17参照）。

- 硬便または兎糞状便：ブリストル便形状スケールタイプ2またはタイプ1
- 軟便または水様便：ブリストル便形状スケールタイプ6またはタイプ7

男女別IBSの病型分類別

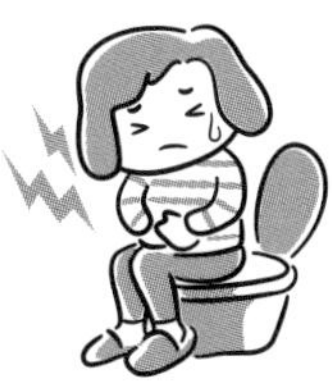

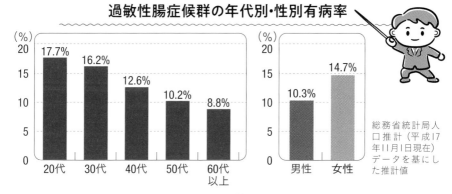

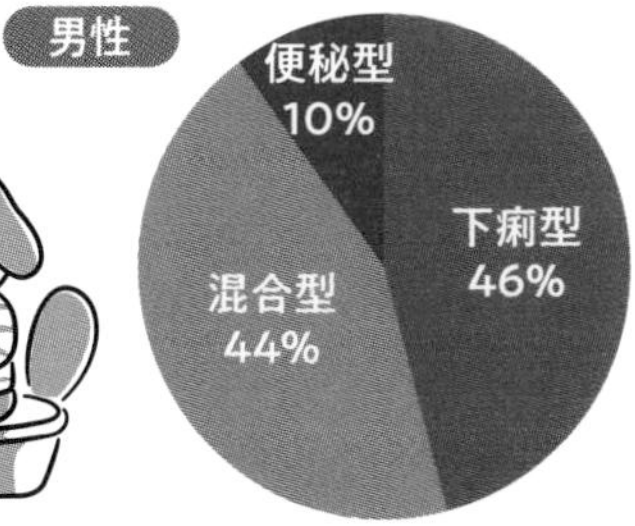

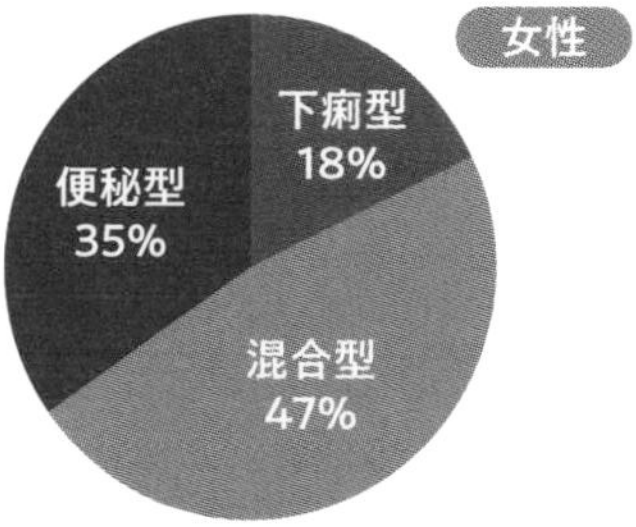

Column

あの偉人も腸の不調に悩んでいた!?

幕末の志士・西郷隆盛は長年下痢や腹痛に苦しみ、一説では「過敏性腸症候群」だったのではないかと言われています。明治維新の立役者であり、新政府の陸軍大将だった西郷隆盛も仕事の重圧や人間関係のストレスによる腹痛に悩まされていたのです。

戦国時代、豊臣秀吉の家臣・石田三成もまた「過敏性腸症候群」だった可能性がある偉人の一人です。有名な逸話によれば、石田三成は関ヶ原の戦いに向かう道中も腹痛と下痢に苦しんだのだとか。ちなみに、石田三成の最後の食事は胃腸に優しい「ニラ雑炊」でした。関ヶ原の戦いに敗れ、逃亡していた際に下痢になったために所望したもので、石田三成としては人生最後の食事にするつもりはなかったのだそうです。

関ヶ原の戦いでは石田三成と対峙した徳川家康もお腹に不安を抱えていた人物で、武田信玄との戦いに敗れて逃げ帰る途中、極度のストレスで脱糞した逸話が残されています。

現代の私たち同様、かつての偉人ですら腸の不調に悩み、戦っていたようです。

第3章

お腹と腸を改善するための腸と食生活のこと

第一章の「お腹と腸のキホン」を踏まえて、ここでは腸自体のことをさらに掘り下げつつ、あなたの腸を改善するための重要なポイントのひとつ「食」「栄養」に関することを整理していきます。よく聞く「腸内フローラ」や「食物繊維」などについても一通りご説明しました。

第一章同様〝何となく知っている〟ことをもう一度しっかり理解できるように紐解きます。

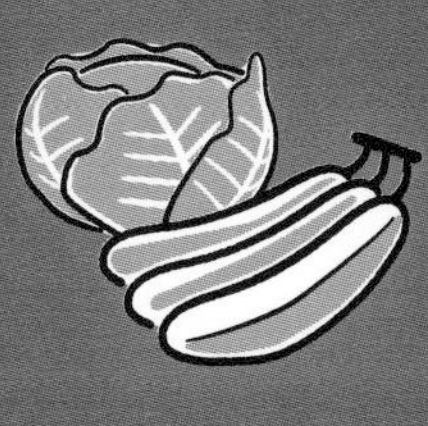

腸内細菌叢を整える❶
～善玉菌・悪玉菌

善玉菌を増やすコツ

腸内細菌は「21世紀の新臓器」ともいわれることがあります。

乳酸菌、ビフィズス菌、酪酸菌などの善玉菌はヒトが消化吸収できなかった食べ物（主に食物繊維）から、発酵によってアミノ酸、※短鎖脂肪酸、ポリアミン、胆汁酸など、健康維持に欠かせない有益なものを作っています。特に酪酸、プロピオン酸、酢酸などの短鎖脂肪酸は、ヒトでは合成できないにもかかわらず食べ物から摂取したものは小腸で速やかに吸収され、肝臓で代謝されてしまい、その効果を発揮することができません。

また、短鎖脂肪酸のほか乳酸といった酸性物質も産生しており、腸内のpHを下げています。そのことで腸内を善玉菌の生息環境に合う弱酸性にします。そのことで、悪玉菌増殖を抑え、発がん性物質である二次胆汁酸や有害な腐敗産物ができにくくなり、またカルシウムやマグネシウムなどの重要なミネラルは水溶性に変化するので、より体内に吸収しやすくなります。

善玉菌を増やすには、善玉菌そのものを摂ることも必要ですが、生きたまま腸に届けることは容易ではありません。そこで、善玉菌の餌となる食物繊維を摂ることが大切になってきます（食物繊維についてはP42～P47参照）。

悪玉菌の意外な〝いいところ〟

黄色ブドウ球菌，大腸菌，ウェルシュ菌などの悪玉菌はタンパク質などを原料にして、硫化水素、アンモニア、インドール、スカトール、クレゾールといった有害な物質を出します。

これらの有害物質は便秘や下痢を引き起こしたり、また腸以外でも肌荒れなどの皮膚炎を起こし、身体の免疫力を低下させ、さまざまな疾患の罹患リスクを高めます。

しかし、大腸菌にはビタミンB群を産生したり感染症から体を守ったりする働きがあります。また、ウェルシュ菌は、大腸まで消化されずに届いた肉類などのタンパク質を分解して、その栄養素を吸収することができるようにします。

悪玉菌という名前ではありますが、体にとっていいこともするのです（p19参照）。

悪玉菌の餌は、脂質や動物性たんぱく質です。悪玉菌は、それらの食品の摂取過剰、ストレスや抗生剤などで増加し、アルカリ性を好み、酸性を嫌うのが特徴です。

タンパク質は一般的には悪玉菌のエサですが、レジスタントプロテインは、胃や小腸で消化されないタンパク質で、コレステロール値、血糖値などの抑制効果があるとされています。

※短鎖脂肪酸が産生される過程

水溶性食物繊維

腸内細菌が発酵分解

短鎖脂肪酸
産生!

短鎖脂肪酸とは…

「脂肪酸」は油脂成分のひとつで、数個から数十個の炭素が鎖のように繋がった構造をしています。この炭素の数が6個以下のものが「短鎖脂肪酸」と呼ばれます。腸内を弱酸性の環境にして有害な菌の増殖を抑制したり、大腸の蠕動運動を促進する、ヒトの免疫反応を制御する…など、さまざまな機能を持っています

腸と食生活

腸内細菌叢を整える❷
～腸内バランスの舵取り役・日和見菌

日和見菌は、腸内細菌のバランスが整っている限りは、基本的には腸内では無害です。

腸内では、善玉菌、悪玉菌、日和見菌の多くの細菌が生存競争を繰り返しながら、一定のバランスが保たれた状態になっています。

いずれの菌も全くいなくなることは、実は人体にとっていい環境ではありません。

P19にもある通り、悪玉菌の中には病原体を倒したり消化吸収のサポートをする役割を持つ菌もあって、一概に「悪」とは言い切れない部分がたしかにあります。

しかし、善玉菌が減ると悪玉菌はどんどん増えていきます。

腸内の細菌バランスが重要

日和見菌と呼ばれる菌には、バクテロイデス、大腸菌（無毒株）、クロストリジウムがあります。これらの菌は腸内細菌の中で最も多く、基本的には有用で、時として有害となる細菌です。腸内の善玉菌の数が優勢になると善玉菌に、悪玉菌が優勢になると悪玉菌へと変化します。

例えば、バクテロイデスは有益な短鎖脂肪酸を作りますが、細菌内の毒素を血液に放出することもあります。また、ビタミンを生成する大腸菌（無毒株）は一方で下痢、便秘などを引き起こす有害物質を作ることもあります。

き、日和見菌の影響もあり体に害を与えてしまうので、善玉菌と悪玉菌のバランスはとても重要です。

善玉菌：悪玉菌：日和見菌の割合は2：1：7がベスト

多種多様な腸内細菌が存在する（腸内細菌の多様性をもつ）ことで、仮に一部の細菌がダメージを受けても他の細菌が協力して腸内環境を保っているのが、健康な腸の状態です。

ちなみに、最近の研究では、善玉菌と悪玉菌がエネルギーを交換しあっているとの報告もあります。

大切なのは、善玉菌：悪玉菌：日和見菌の割合を2：1：7に保つことです。別の言い方をすれば、腸内フローラ（腸内環境）のバランスの壊れた状態（＝ディスバイオシス［Dysbiosis］）ではなくて、腸内フローラの整っている状態（＝ユーバイオシス［Eubiosis］）こそが大切ということになります。

善玉菌は老化によって減少してしまいやすい菌です。そのため、ディスバイオシスをきたしやすくなりますので、高齢者は特にこのユーバイオシスを目指すのがいいでしょう。

腸内環境を良くすることによって私たちの健康に役立つ微生物をプロバイオティクス（probiotics）と言いますが、こうしたプロバイオティクス食品を取り入れたり、有用な腸内細菌の餌となる食品成分を摂取することも腸内環境改善には有効な方法です。（P48〜P49参照）

腸内細菌叢を整える❸
～食物繊維

食物繊維から生じる短鎖脂肪酸の大切な役割

食物繊維は、糖質と合わせて炭水化物といわれます。食物繊維は、ヒトの消化酵素によって消化されにくい、食物に含まれている難消化性成分の総称です。

食物繊維は消化されず、吸収できないと考えられていたため、糖質、脂質、タンパク質という3大栄養素からも外れ、ビタミン、ミネラルを加えた5大栄養素からも外れていました。

しかし、ヒトの消化管で自力では消化できない食物繊維は、大腸内の腸内細菌が嫌気発酵することによって、短鎖脂肪酸やメタン、二酸化炭素、水素などに分解されることがわかってきました。

この短鎖脂肪酸（P39も参照）の83％は酢酸、プロピオン酸、酪酸で占められています。

また短鎖脂肪酸の大部分は大腸から吸収され、酢酸は宿主のエネルギー源となり、プロピオン酸は肝臓で糖新生の原料として利用され、酪酸は大腸上皮細胞のエネルギー源となります。

短鎖脂肪酸の受容体は全身の様々な部位にあり、交感神経系を介してエネルギー消費を促すなど、エネルギーバランスを整える働きがあり、酪酸は炎症抑制作用を持つ免疫細胞を活性化させます。

水溶性食物繊維と不溶性食物繊維

食物繊維には水溶性と不溶性の二つがあります、

水溶性食物繊維には、植物性と動物性があります。コンドロイチン（動物性ではフカヒレ、うなぎ、どじょう、ナマコなど、植物性では山芋、納豆、なめこなどの粘りのあるもの）など高分子のもの、難消化性オリゴ糖、難消化性デキストリンなど低分子のものがあり、善玉菌の餌となるほか、水に溶けるとゲル状になり食べ物を包み込む働きがあるため、腸内でゲル状となり、その粘着性で胃腸内をゆっくり移動するので、お腹がすきにくく、食べすぎを防ぎます。

また、人体に有害な物質の吸収を妨げ、便として排出させる作用も持っています。

不溶性食物繊維には、野菜、穀類、ごぼう、寒天などの植物性と甲殻類の殻、コラーゲンなどの動物性のものがあります。最も多いのは植物細胞の細胞壁および植物繊維の主成分であるセルロースで、腸内細菌が作り出すエネルギーは0～2㎉／gであると考えられています。水溶性食物繊維には水分を吸収して膨化し、体の容積を増やして蠕動運動を促進させる作用があります。

不溶性と水溶性の特性をあわせ持つものとしては、レジスタントスターチ（難消化性でんぷん）といわれるものもあります。消化困難な理由としては、雑穀のように硬い組織に囲まれていること、でんぷんの粒子自体が消化されにくい性質を持つこと、一度加熱されて糊化したあと、保存する過程で一部のでんぷんが再結晶し消化されにくい構造に変化したこと…などがその理由です。

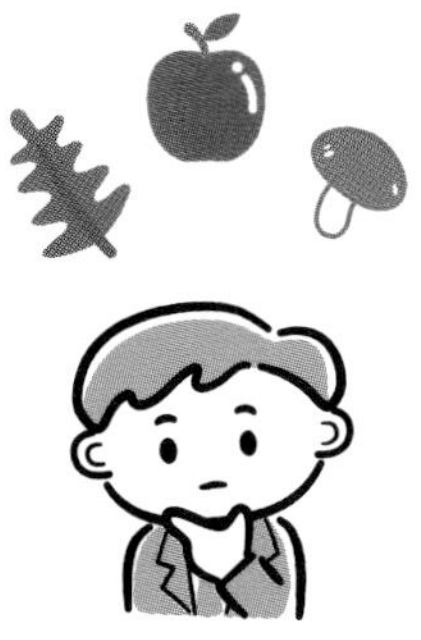

腸と食生活

食物繊維は便通にどのような形で役立っているのか

「便秘には食物繊維！」簡単にそう思っていいの？

食物繊維は栄養素の一つであり、腸内細菌、特に善玉菌の餌です（P38参照）。

この食物繊維が便通異常の改善にどんなふうに具体的につながっていくのかをご説明します。

「便秘には食物繊維」と思い浮かぶ人がほとんどだと思います。しかし、食物繊維を摂りすぎると、逆に便秘がさらに悪くなったり、下痢になることもあるので注意が必要です。

食物繊維には、P43で述べたように、水に溶ける水溶性と溶けない不溶性のものがあります。

腸の状態で変化する、適切な食物繊維

水溶性食物繊維は、水に溶けるとゲル状になります。腸内に余分な水分があると、それを吸収して軟便にする作用があります。つまり、水様性の下痢便をある程度の柔らかい便にしてくれます。また、硬便（硬い便）を柔らかにする作用もありますが、摂りすぎると下痢や軟便（P17参照）になることもあります。

不溶性食物繊維は、水に溶けずに水分を取り込んで膨らむという特徴をもっています。そのため便の容積が大きくなって、その刺激によって蠕動運動を促進させ、排便を促します。しかし、腸の状態が悪い場合には別の形で悪影響を与えてしまいます。

例えば、糖尿病などで腸の蠕動が弱くなっている場合、便の容積が大きくなると、便が腸内に長く留まって水分だけが腸から吸収されてしまい、さらに硬便となり、便秘が悪化する可能性があるのです。

つまり、便秘には不溶性食物繊維が効果的なタイプと、水溶性食物繊維が効果的なタイプがあることを理解する必要があります。硬便による便秘には水溶性食物繊維を、便自体の量が少ないための便秘には不溶性食物繊維が有効です。

また、下痢の時には、水分を取り込むことはいいことですが、容積が大きくなり、蠕動が促進されるため腸粘膜が水分吸収する時間がなくなり、排便回数が増加する可能性があります。

便秘のタイプによって、適切な食物繊維の種類は変化する

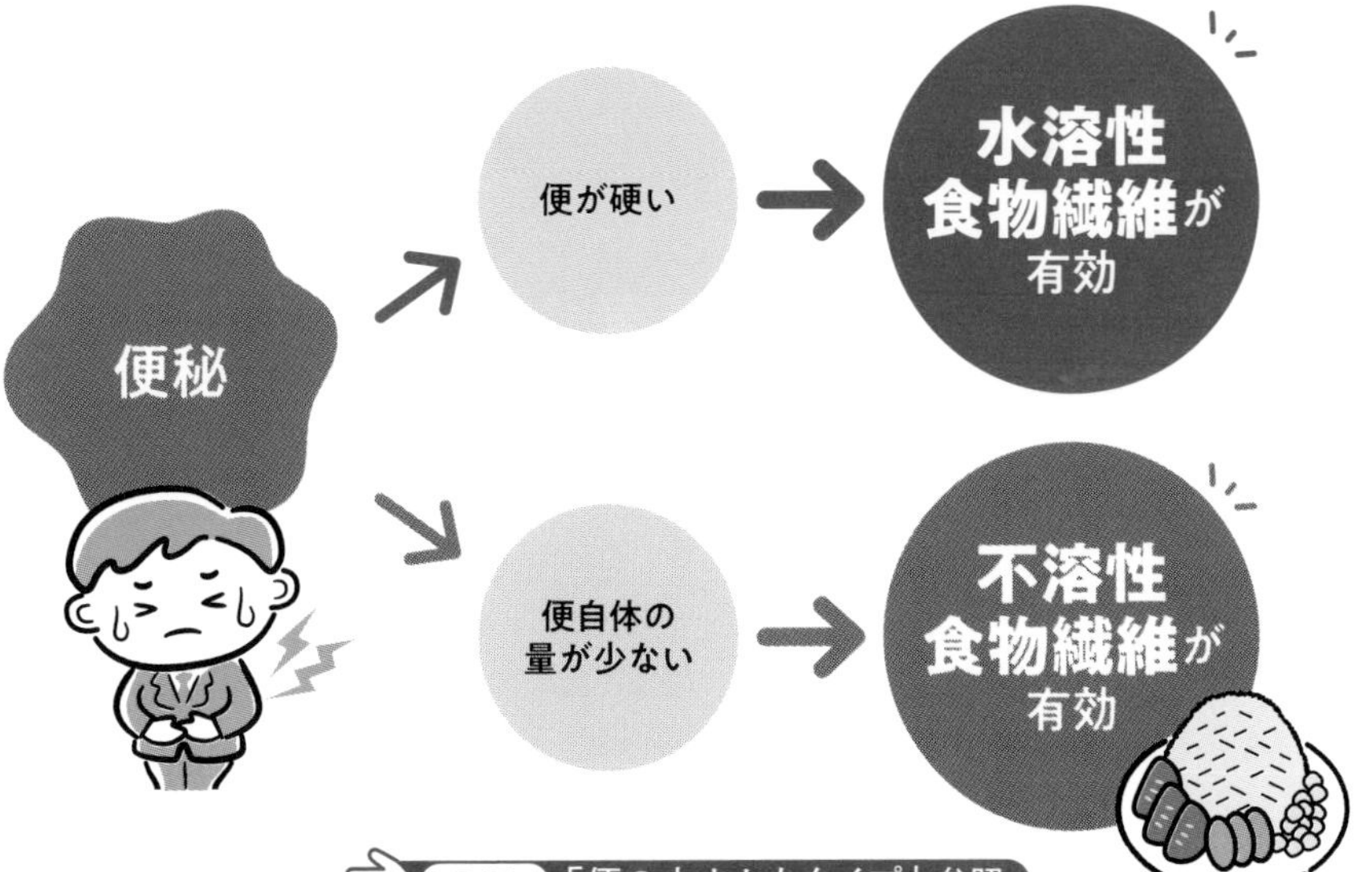

P17「便の大まかなタイプ」参照

繊維質を多く含む食材

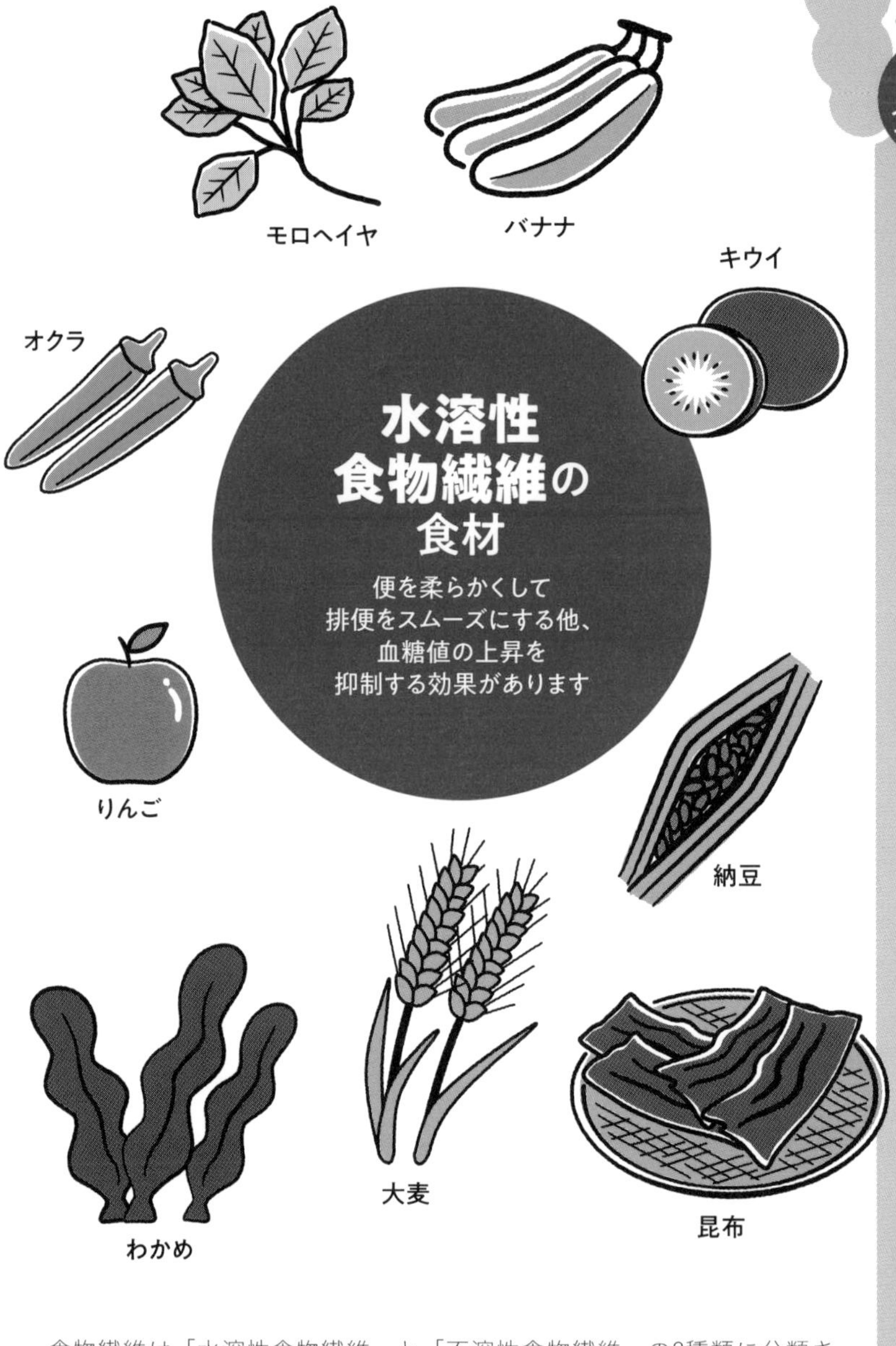
モロヘイヤ
バナナ
キウイ
オクラ
水溶性
食物繊維の
食材
便を柔らかくして
排便をスムーズにする他、
血糖値の上昇を
抑制する効果があります
りんご
納豆
わかめ
大麦
昆布

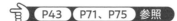

食物繊維は「水溶性食物繊維」と「不溶性食物繊維」の2種類に分類され、両方をバランスよく摂取することが大切です。「水溶性食物繊維」と「不溶性食物繊維」の理想的な摂取バランスは1：2。特に不足しがちな「水溶性食物繊維」を意識して摂取しましょう。

P43　P71、P75　参照

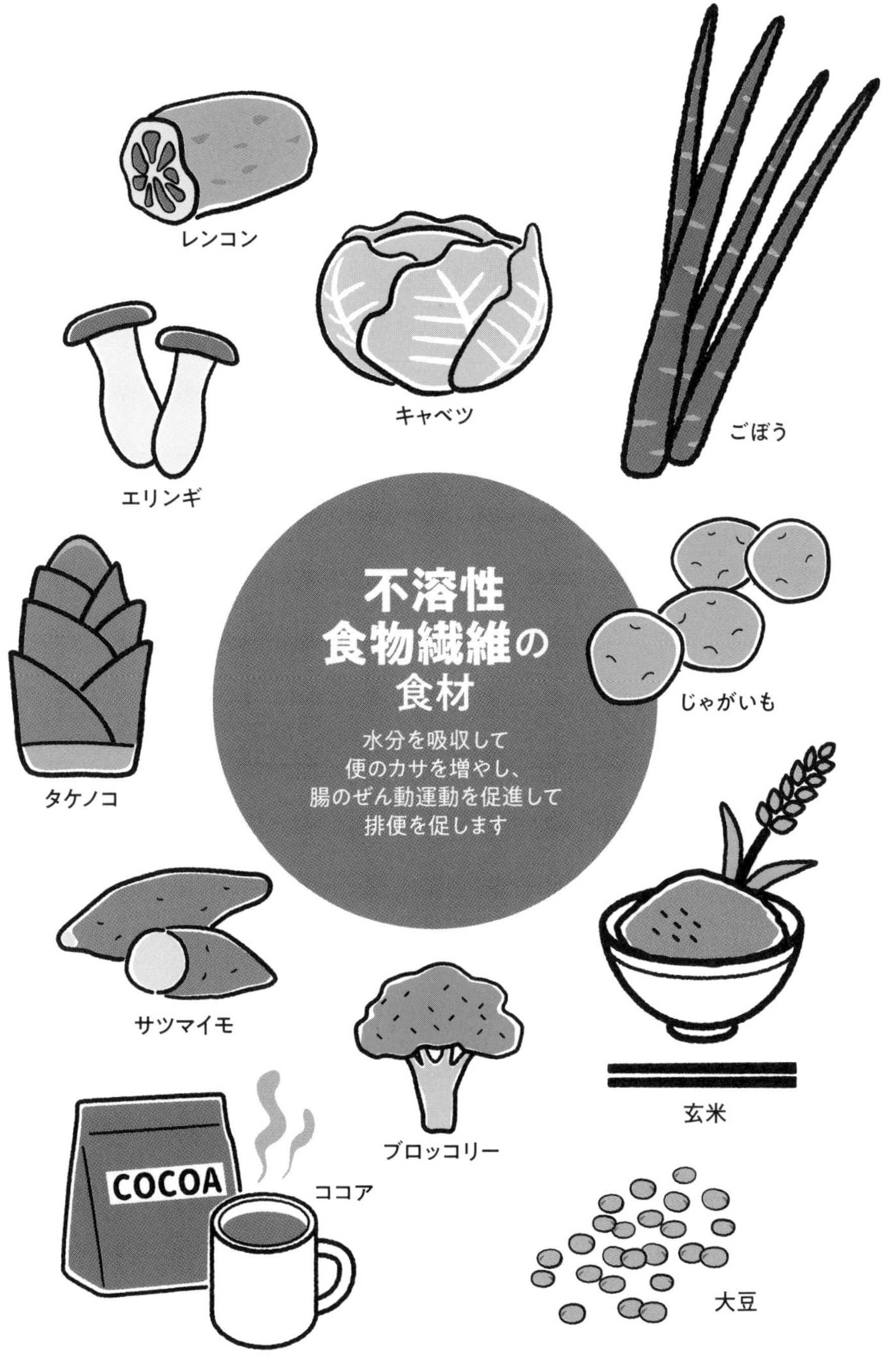
レンコン
キャベツ
ごぼう
エリンギ
不溶性
食物繊維の
食材
水分を吸収して
便のカサを増やし、
腸のぜん動運動を促進して
排便を促します
じゃがいも
タケノコ
サツマイモ
玄米
ブロッコリー
COCOA
ココア
大豆

プロバイオティクス食材とプレバイオティクス食材

プロバイオティクスの食材

悪玉菌の繁殖を抑えて、
腸内環境を整える働きがある
善玉菌そのものです

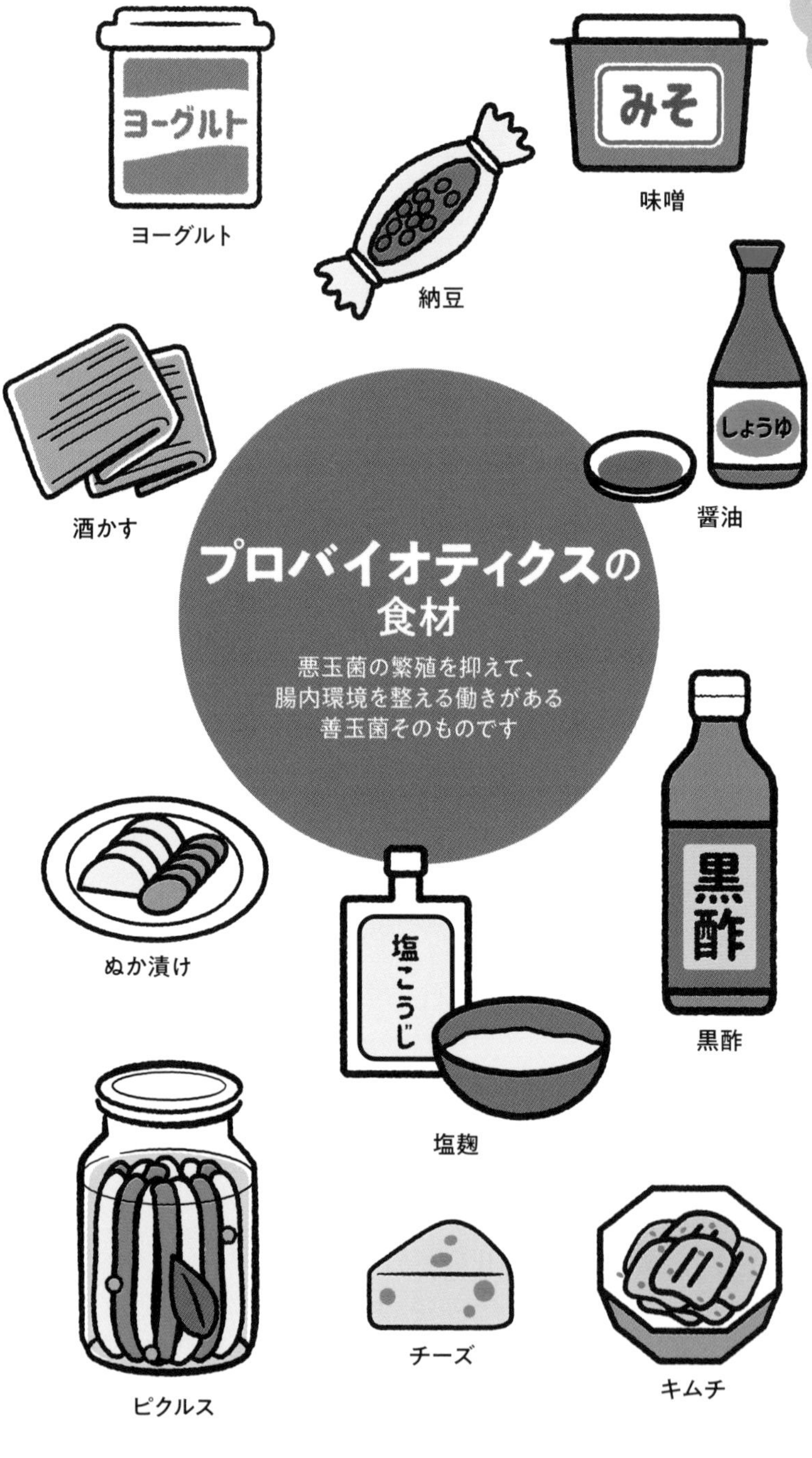
ヨーグルト
ヨーグルト
納豆
みそ
味噌
酒かす
しょうゆ
醤油
ぬか漬け
塩こうじ
塩麹
黒酢
黒酢
ピクルス
チーズ
キムチ

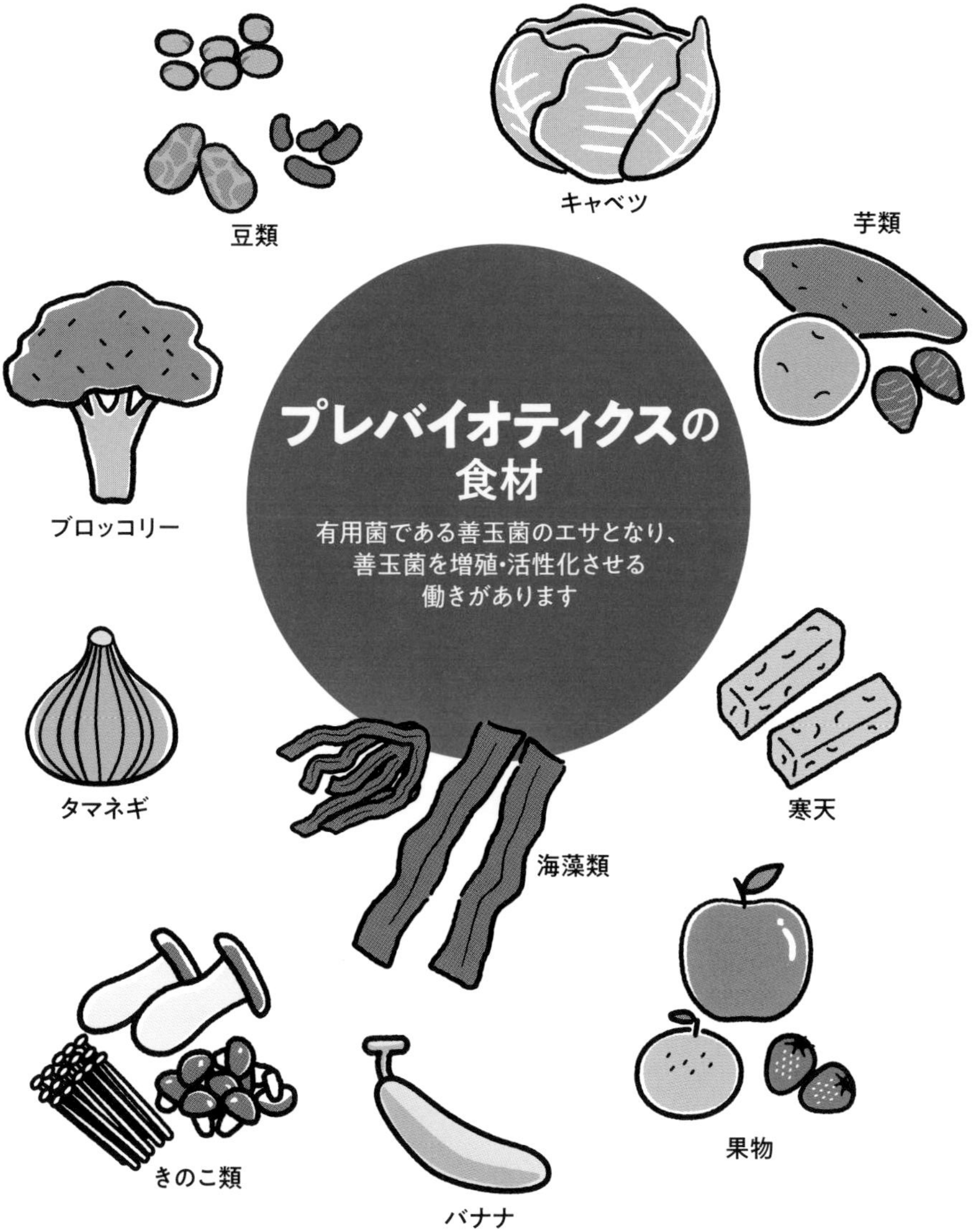
プレバイオティクスの食材
有用菌である善玉菌のエサとなり、善玉菌を増殖・活性化させる働きがあります
豆類
キャベツ
芋類
ブロッコリー
タマネギ
寒天
海藻類
果物
きのこ類
バナナ

腸内の有用菌である善玉菌を増殖・活性化させる善玉菌のエサ「プレバイオティクス」の食材と、腸内環境を整える善玉菌そのものである「プロバイオティクス」の食材を一緒に食べて、今注目の腸内環境改善アプローチ「シンバイオティクス」を実践しましょう。

P41 参照

最強の食べ物「バナナ」から考える、体に必要な栄養素

なぜテニス選手は試合中、バナナを食べるのか

栄養は、糖質、脂質、タンパク質という3大栄養素、そこにビタミン、ミネラルを加えた5大栄養素、さらに食物繊維を加えた6大栄養素をバランスよく摂る必要があります。

プロテニスの試合中にバナナを食べているシーンをときどき見かけます。

バナナには、すぐに（数分で）吸収される単糖類、10〜60分くらいで吸収される二糖類、吸収に3〜4時間かかるでんぷんなどの糖質、さらに時間のかかる食物繊維が含まれます。体内でエネルギーに変わる速さが違うため、バナナは即効性と持続性を併せ持つ優れた糖質の供給源であり、テニスなどの激しい運動時には特に適した食材とも言えます。

また、バナナのでんぷんは、※レジスタントスターチ（難消化性でんぷん）と呼ばれるものです。小腸で消化されずに大腸に届くでんぷんの一種で、不溶性繊維と水溶性繊維の両方の性質を併せ持つ食物繊維と似た働きをする成分です。

バナナに多く含まれるカリウムは、不足すると痙攣を起こしたり、筋力の低下を招くことがあります。また、ストレスに強くなるポリフェノールの含有量が高いのも特徴で、特に熟したものほどポリフェノールの含有量は高いといわれています。

※レジスタントスターチ（難消化性でんぷん）については、p43も参照のこと

バナナに含まれる栄養素

1 カリウム　2 食物繊維　3 糖質
4 ビタミン　5 マグネシウム　6 ポリフェノール

栄養素がたくさん入っている!

糖質

P50

マグネシウム

カルシウムとともに筋肉の動きをコントロールし、正常な血液の循環をキープする

カリウム

体内のナトリウムを体外に出す働きがある

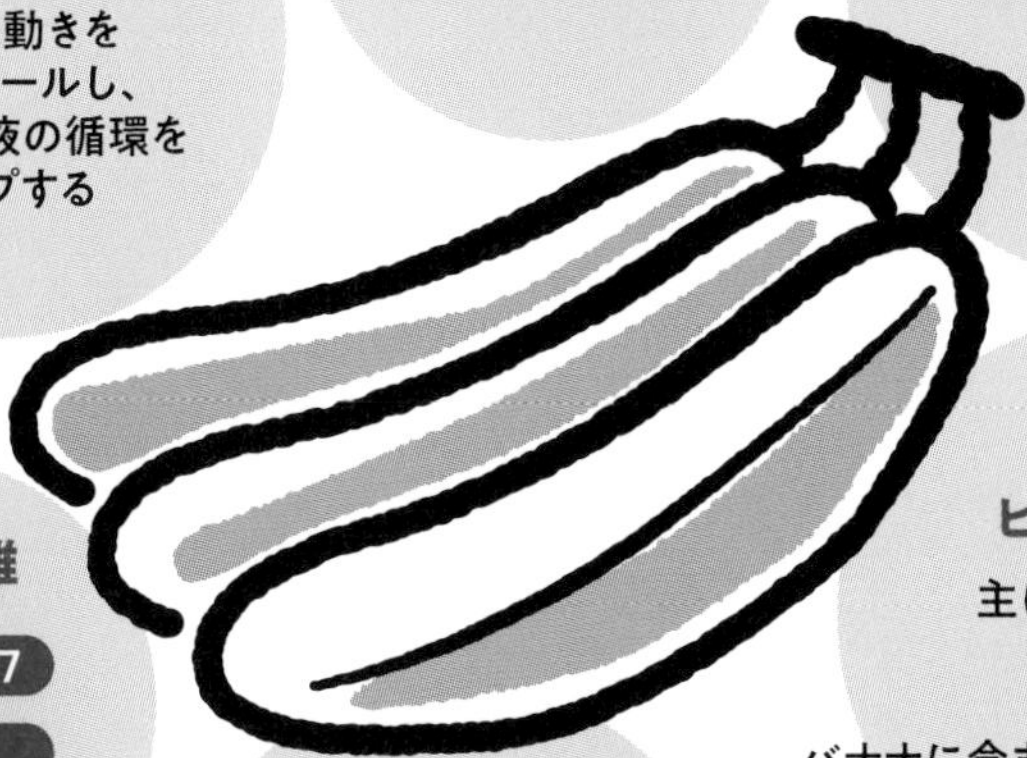

食物繊維

P42~47
P71
P75

ビタミンB群

主に疲労回復に役立ちます

ポリフェノール

抗酸化作用があり、老化や生活習慣病の要因となる活性酸素を取り除く

バナナに含まれているビタミンB群

- ビタミンB1
  糖質の代謝を助ける
- ビタミンB2
  脂質の代謝を助ける
- ビタミンB6
  タンパク質の代謝を助ける
- ナイアシン
  脂質やアミノ酸の代謝を助ける
- 葉酸
  細胞の生産や再生を助ける

バナナに限らず、どんな栄養素もその摂り方や量には気をつけてください

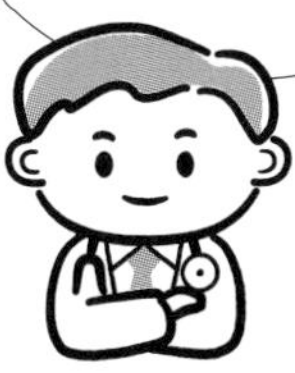

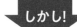

しかし!

食べ過ぎるとバナナに含まれるシュウ酸が体内に増えすぎて尿路結石になる可能性が高くなってしまいます。

また腎臓の病気がある人はカリウムが高くなり、心臓の機能が悪くなることもあるので注意してください。

Column

人体は腸からつくられる

受精卵から人体がつくられていく時、最初に発生するのは脳ではなく「腸」です。

受精卵は受精から約14日後に外側がくぼみ始め、まずは「腸」が形成されます。そこから胃や食道と続き、肺や肝臓がつくられ、ようやく脳がつくられる順番になります。

生命の起源を辿っても「腸」は脳よりも先に存在します。例えば、地球上の動物の中で最も根源的な構造とされている「ヒドラ」には腸しかありません。それでも「ヒドラ」は口から取り込んだものを的確に判別して消化・吸収を行い、生命活動を維持することができます。実は、脳は「腸」の一部が進化して生まれた器官である可能性が高いとも言われています。

困難に直面した時、私たちは脳を使ってあれこれ思案し、解決しようと苦心します。しかし、問題の解決はいつも容易ではありません。そんな時は原点に立ち返り「腸」の力を頼るのも一法。「腸」をいたわり、「腸」を整える。そうすれば、今よりも少しだけ人生の荒波を強く乗り越えていけるかもしれません。

第４章

お腹と腸を改善するための具体的方法

ここでは「お腹と腸の具体的改善方法」をご説明していきます。
改善方法は食生活改善から始まって、
ストレスを軽減すること、睡眠の向上のこと、
運動不足を解消すること、ｅｔｃ……など、多岐に渡りますが、
あなたに向いた「お腹と腸の改善方法」が必ず見つかるはずです。

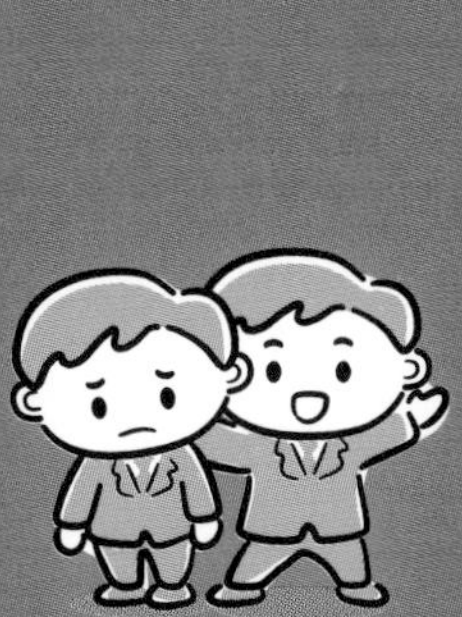

下痢傾向にある人のための食生活改善❶
～おススメ食材・飲料・1

最強の腸活成分が下痢症状を緩和「バナナ」

前述の通り、バナナには、食物繊維やオリゴ糖だけでなく、「水溶性食物繊維」と「不溶性食物繊維」の両方の役割をあわせ持つ最強の腸活成分「レジスタントスターチ（難消化性でん粉）」も含まれています。「レジスタントスターチ」は腸の水分吸収を正常化するため、下痢の症状を和らげます。

食べるタイミングは、朝食の前がおススメです。寝ている間に失われたブドウ糖を補うだけでなく、体を活動モードに切り替えることができます。

最近ではコンビニでも買うことができるため、日々の生活に取り入れ、習慣化しやすいのも魅力です。

天然の下痢止め成分が豊富「リンゴ」

リンゴには、天然の整腸剤と呼ばれるほど、下痢によく効くペクチンが含まれています。ペクチンには腸内を正常化する働きがあるだけでなく、腸粘膜にゼリー状の膜をつくって炎症を抑えたり、有害物質の吸収を防いだりします。また、リンゴに含まれるタンニンは、腸内の異常腐敗や発酵を抑え、下痢症状を緩和します。

ペクチンやタンニンを効率的に摂取するなら、リンゴは皮ごと食べるのがおススメです。りんごの皮はペクチンが豊富な上、栄養もたっぷり。継続的に摂取すれば、下痢になりにくい腸をつくることができます。

下痢に効果抜群! レジスタントスターチの働き

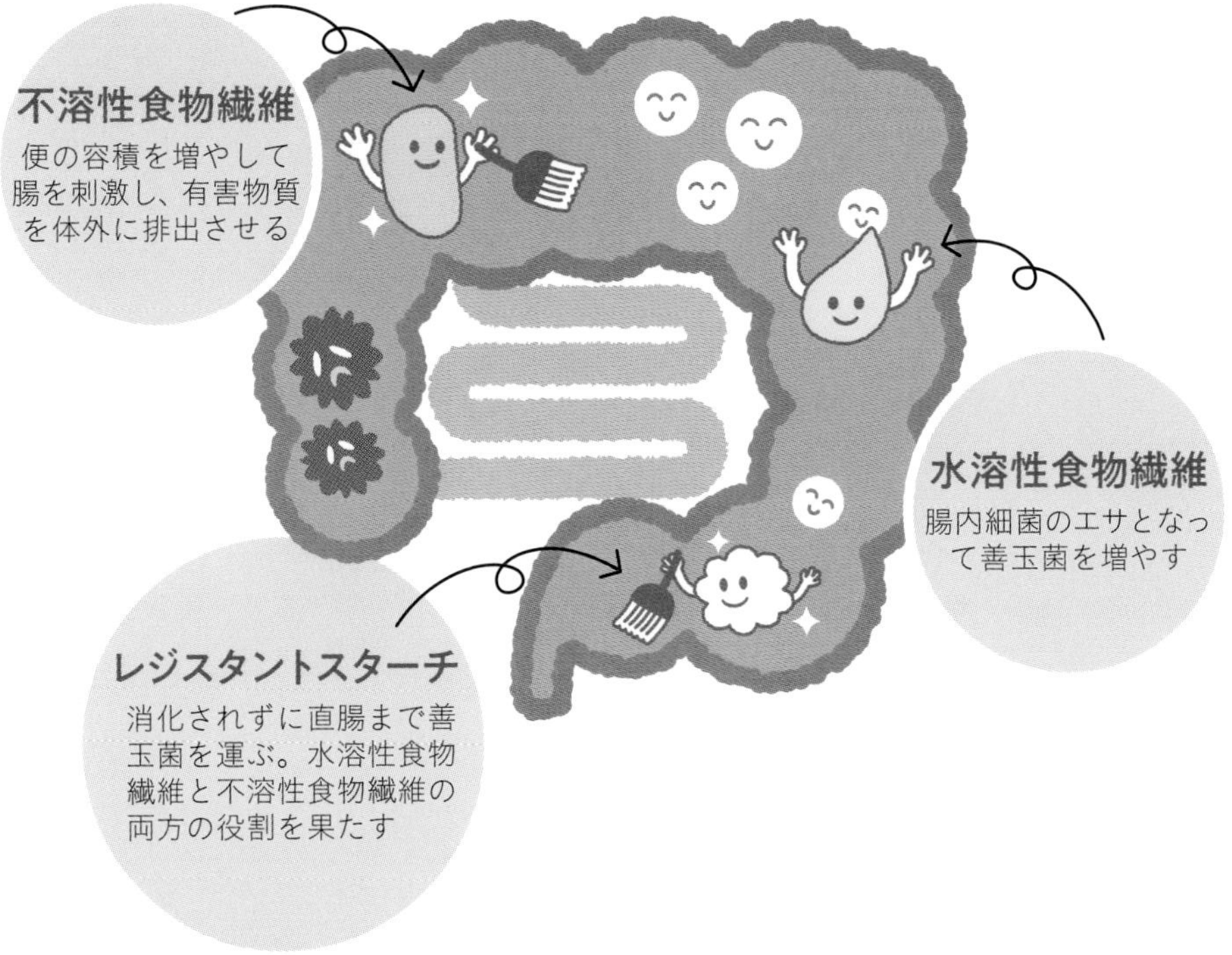

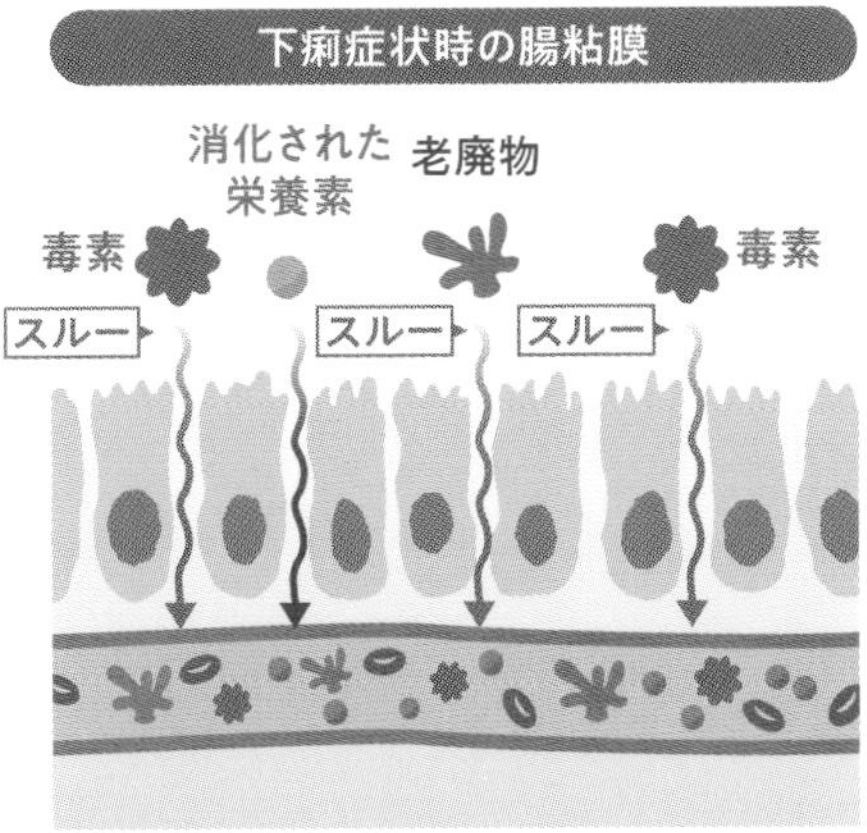

下痢症状時は腸粘膜のつながりが壊され、毒素や老廃物などの有害物質が腸管粘膜内や血管内へと漏れ出し、免疫機能の低下につながります。

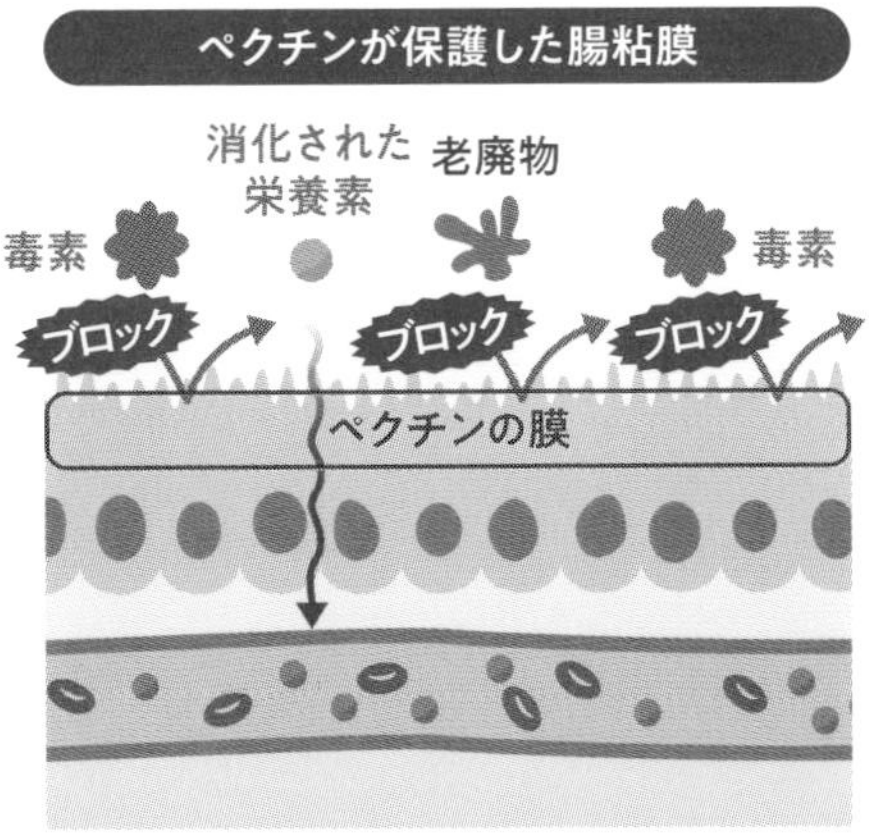

ペクチンは腸壁にゼリー状の膜をつくります。ペクチンの膜は毒素や老廃物などの有害物質が腸から吸収されるのを防ぎ、栄養素などの有益物質のみを吸収します。

改善する

下痢傾向にある人のための食生活改善❶ ～おススメ食材・飲料・2

麹菌が下痢に効く！ 飲む点滴「米麹甘酒」

米麹甘酒は「飲む点滴」と呼ばれるほど栄養価が高く、消化に良い飲み物です。善玉菌のエサとなる食物繊維やオリゴ糖を豊富に含むため、腸内環境を整えます。また、麹菌によってつくられる酵素は消化吸収を促進し、溜まった便の腐敗を抑制して下痢やお腹の張りを改善します。

摂取量の目安は一日にコップ一杯程度。ノンアルコールのため、ドライバーや妊娠中の女性、子供でも安心して飲むことができます。ただし、米麹甘酒はブドウ糖などの糖分を多く含むため過剰摂取はNG。適量を守って摂取しましょう。

手軽に美味しく下痢改善「乳酸菌飲料」

下痢や軟便の改善には、乳酸菌やビフィズス菌の摂取が効果的です。乳酸菌やビフィズス菌などの善玉菌は、悪玉菌の増殖を抑えて腸内環境のバランスを整えます。しかし、乳酸菌は腸に長く留まり続けることができないため、毎日継続的に経口摂取することが大切です。

乳酸菌飲料なら手軽に美味しく乳酸菌を摂取することができます。飲むタイミングは、乳酸菌を死滅させてしまう胃酸が少ない食後や寝る前がおススメ。乳酸菌にはいろいろな種類があるため、自分に合ったものを見つけましょう。

腸活には米麹甘酒が最適

＼高栄養価／

米麹甘酒

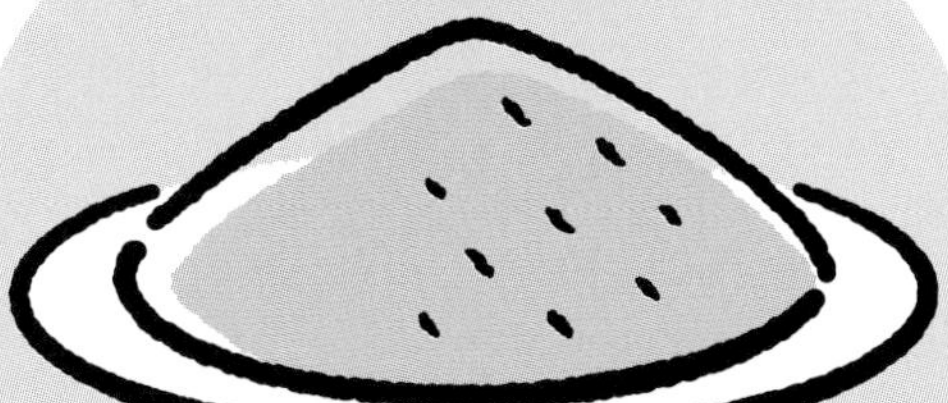

- 米と米麹のみを発酵させたもの
- アルコールを含まない
- 砂糖不使用(甘みの主成分はブドウ糖)
- 自然な甘みで低カロリー
- ミネラルが豊富

麹菌と酵母菌
2つの発酵の力で高栄養

- ブドウ糖
- オリゴ糖
- 麹酸
- 葉酸
- ビタミンB群
- 食物繊維
- B-グルガン
- パントテン酸
- ビオチン
- ナイアシン

酒粕甘酒

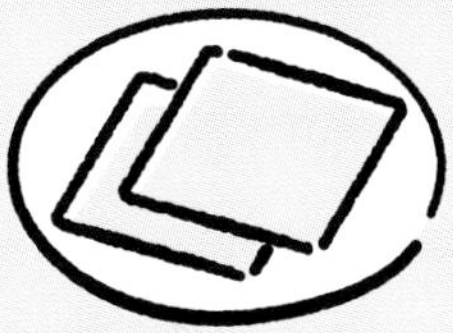

- 酒粕を水で溶いたもの
- 微量のアルコールを含む
- 砂糖を使用

善玉菌と悪玉菌の働き

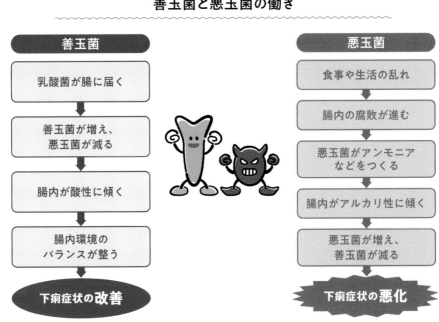

善玉菌

乳酸菌が腸に届く
↓
善玉菌が増え、悪玉菌が減る
↓
腸内が酸性に傾く
↓
腸内環境のバランスが整う
↓
下痢症状の改善

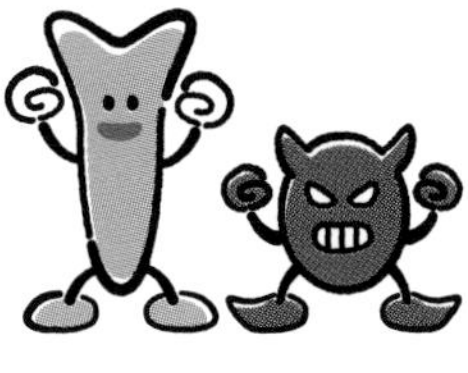

悪玉菌

食事や生活の乱れ
↓
腸内の腐敗が進む
↓
悪玉菌がアンモニアなどをつくる
↓
腸内がアルカリ性に傾く
↓
悪玉菌が増え、善玉菌が減る
↓
下痢症状の悪化

改善する

下痢傾向にある人のための食生活改善❷ ～食材の組み合わせ方・1

相乗効果で下痢改善「バナナ×ヨーグルト」

下痢の改善におススメの食べ合わせは、バナナとヨーグルトです。バナナに含まれる「オリゴ糖」は、ヨーグルトに含まれる「乳酸菌」や「ビフィズス菌」などの善玉菌のエサになるため、一緒に摂取すれば相乗効果で効率的に下痢になりにくい腸をつくることができます。また、バナナとヨーグルトを組み合わせることで、ビタミン・ミネラル・たんぱく質・脂質など毎日に必要な栄養素をバランス良く摂ることができます。

バナナとヨーグルトは手軽で美味しく食べられるのが魅力。消化吸収に優れているため、下痢症状のある荒れた腸にも嬉しい食べ合わせです。

善玉菌を効率的に増やす「リンゴ×チーズ」

リンゴとチーズの食べ合わせは、効果的に善玉菌を増やして腸内環境を安定させるため、下痢予防に最適です。リンゴには整腸作用があるペクチンに加えて、善玉菌にエサを与えて増殖を促すオリゴ糖が豊富に含まれています。そのため、善玉菌である乳酸菌を含むチーズと食べ合わせれば、より効果的に腸内の善玉菌を増やすことができます。

おススメはリンゴとチーズを食パンにのせてトーストするだけの簡単レシピ。リンゴとチーズは味のバランスが良く、食事やデザート、おつまみにしても美味しい。いろいろ試してみましょう。

バナナ×ヨーグルトで下痢改善効果UP！

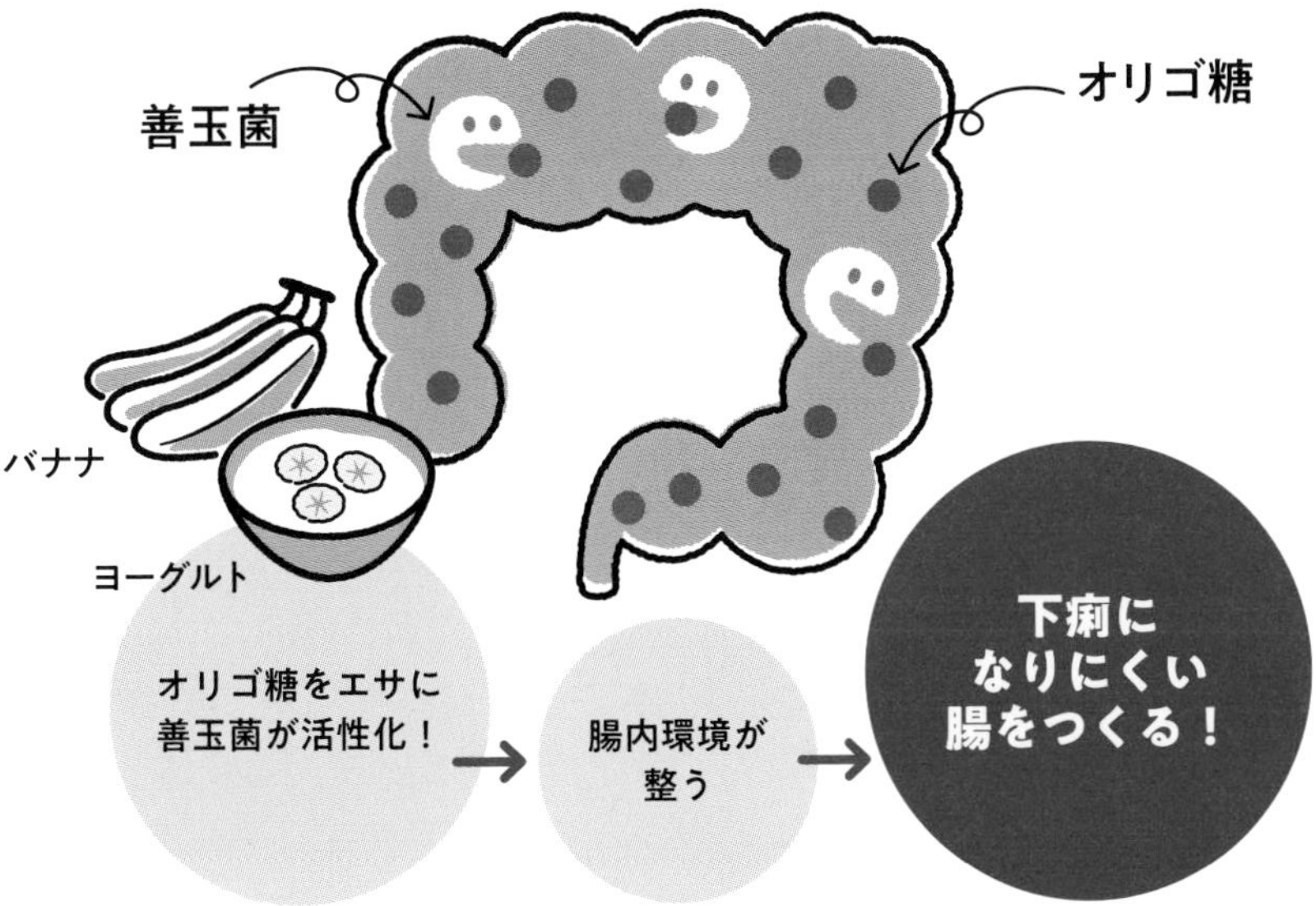

善玉菌×善玉菌のエサ＝相乗効果

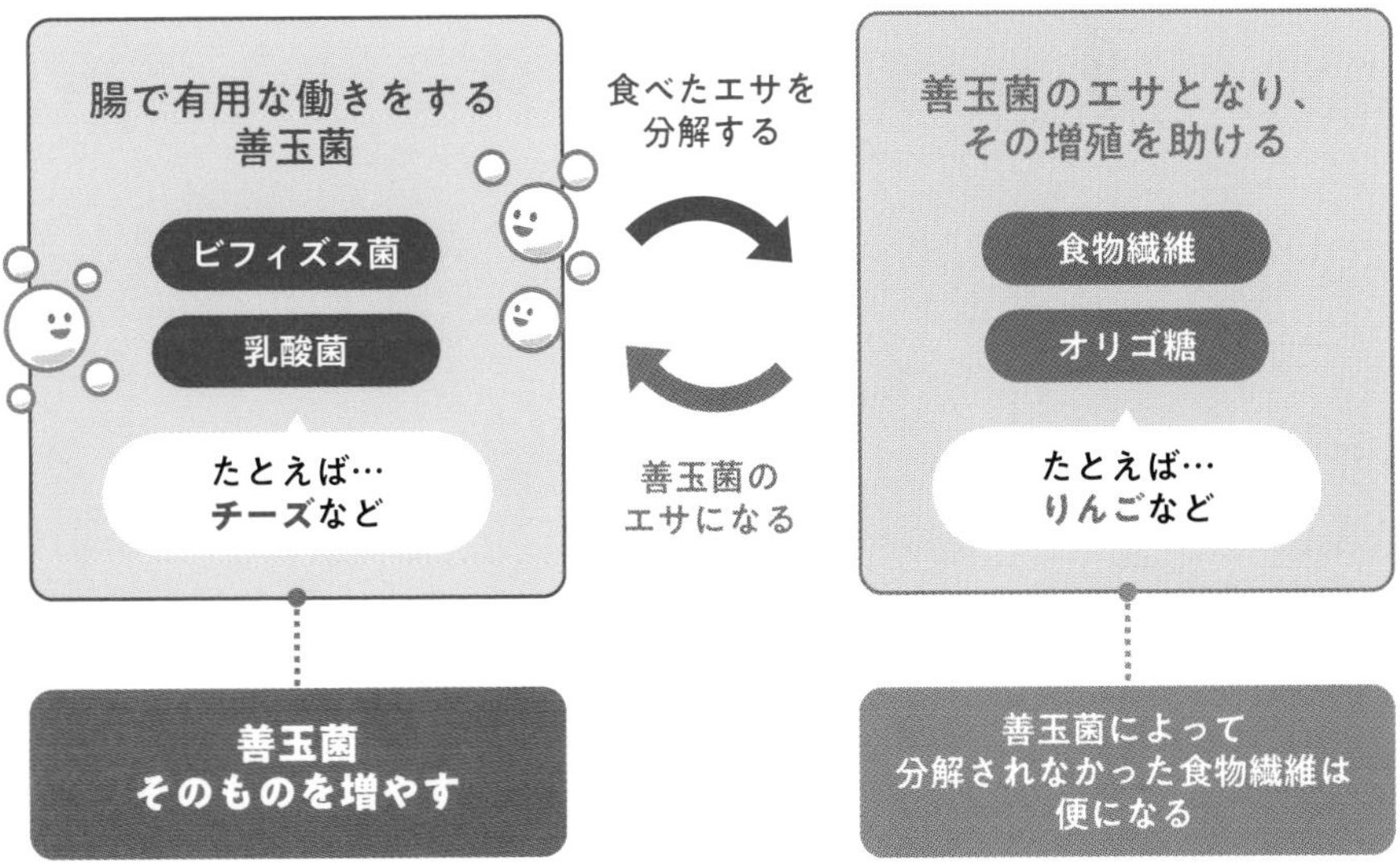

改善する

下痢傾向にある人のための食生活改善❷ ～食材の組み合わせ方・2

酵素×酵素が下痢解消に◎「納豆×キムチ」

納豆とキムチは、発酵食品が持つ下痢解消効果を活かせる食べ合わせです。発酵食品に含まれる菌類は、加熱調理によって減少する性質があります。納豆とキムチなら盛り付けるだけでOK。腸内に生きたまま菌が届くことで、下痢解消効果を発揮します。また、納豆に含まれる納豆菌とキムチに含まれる乳酸菌は、互いに助け合う働きを持つため菌同士の相性も抜群です。

納豆とキムチは、手軽に作れる一品としても重宝するため、毎日忙しい人でも食生活に取り入れやすい食べ合わせです。

下痢症状の緩和には「えのき×豆腐」

えのきと豆腐は、下痢症状の緩和に効果的な食べ合わせです。えのきは「酪酸菌」のエサとなる不溶性食物繊維を多く含み、豆腐は下痢によって傷ついた腸粘膜を修復するタンパク質が豊富に含まれています。

「酪酸菌」は、食物繊維を発酵・分解し、短鎖脂肪酸の一種である「酪酸」を作ります。「酪酸」は、大腸のエネルギー源として使われるだけでなく、腸内を弱酸性に保ち、有害な菌が繁殖しないようにする働きがあります。また、腸管の粘液分泌を促進して水分やミネラルの吸収率を上げるため、下痢症状やミネラル不足の改善が期待できます。

納豆菌×乳酸菌のタッグで下痢解消!

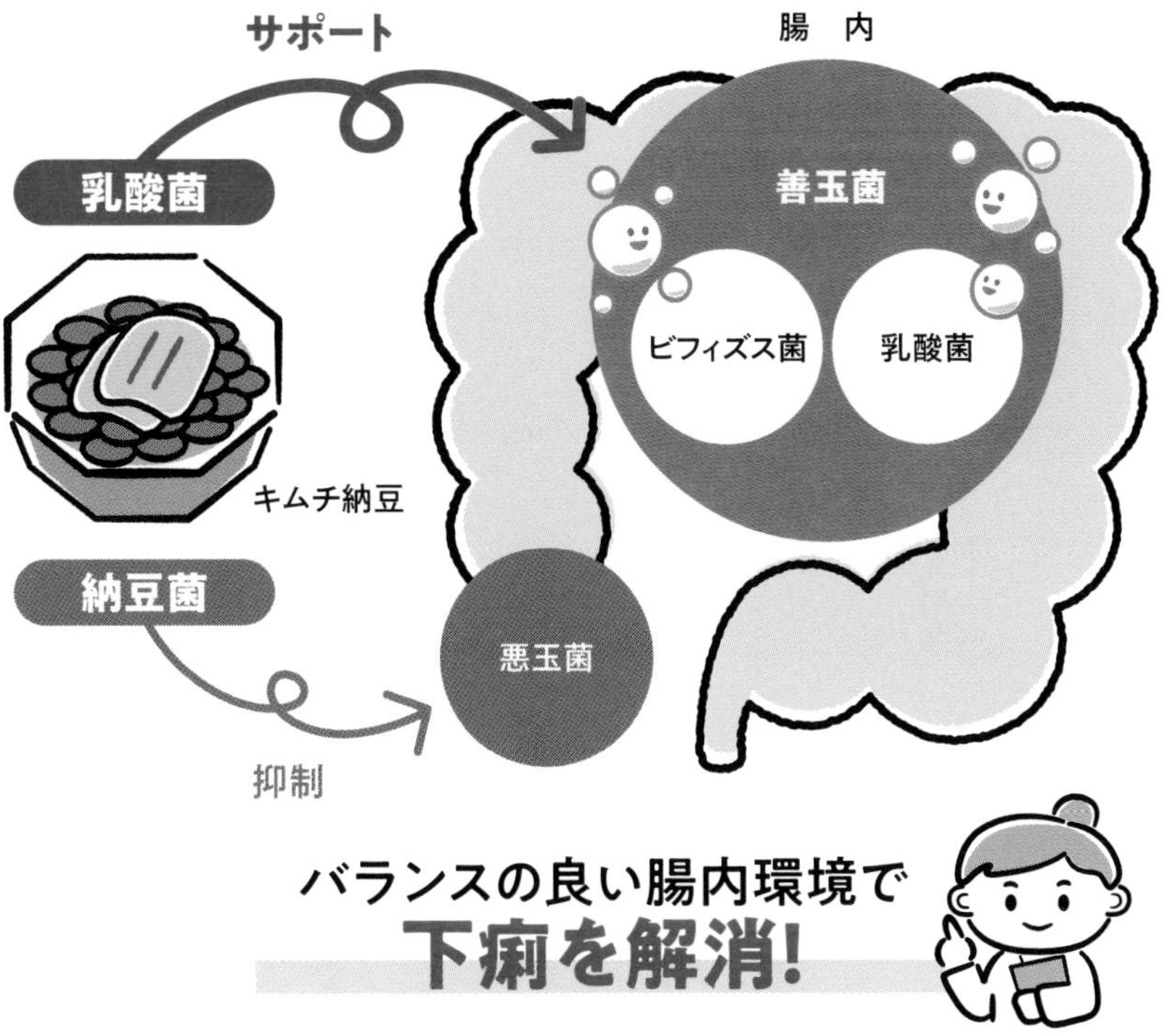

酪酸菌がつくる酪酸で腸を元気に!

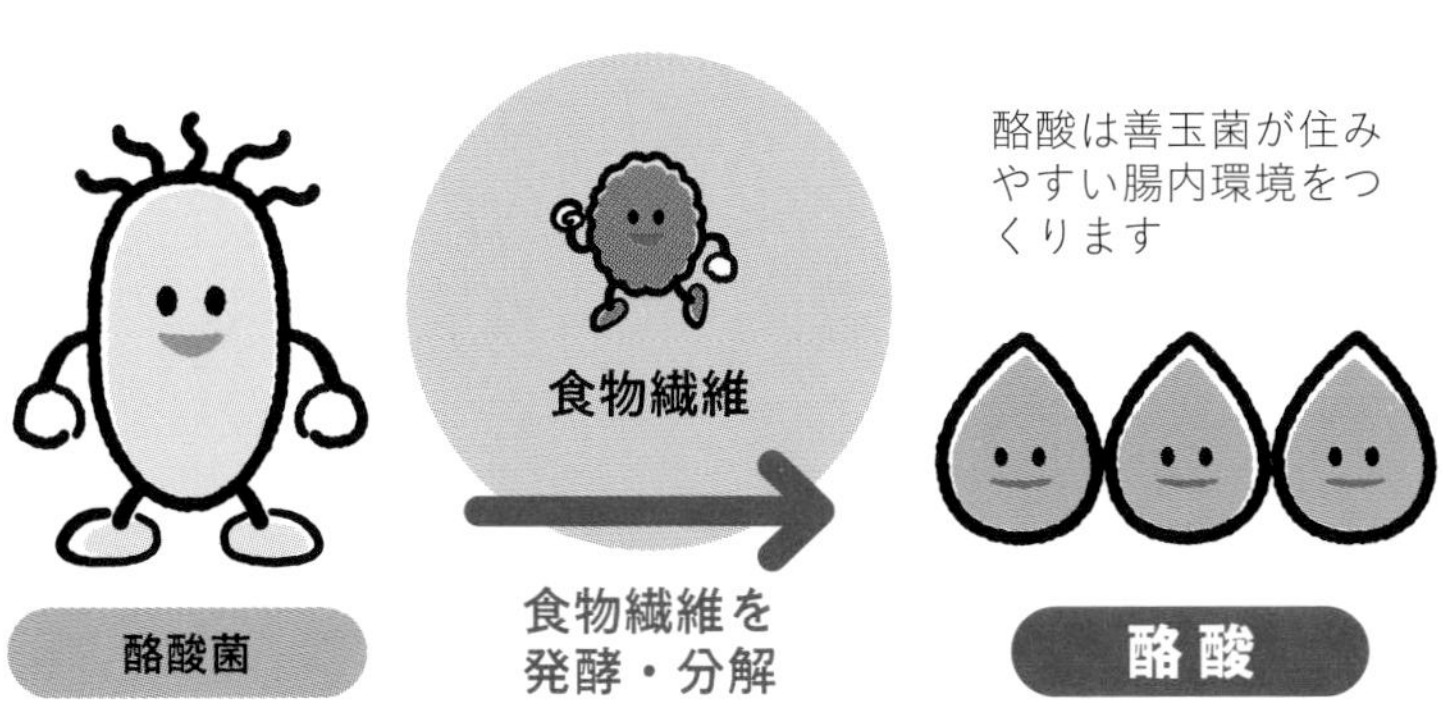

改善する

下痢傾向にある人のための食生活改善❸ ～レシピの考え方・1

善玉菌と善玉菌のエサを意識して下痢解消！

効率的に下痢になりにくい腸をつくるなら、「善玉菌」と「善玉菌のエサ」の食べ合わせを意識しましょう。「善玉菌」は乳酸菌やビフィズス菌などが代表的で、ヨーグルト・チーズ・納豆・キムチなどの発酵食品に豊富に含まれています。一方、「善玉菌のエサ」となる食物繊維やオリゴ糖は、リンゴやバナナをはじめとした果物や野菜、大豆製品などに含まれています。

「善玉菌」と「善玉菌のエサ」を一緒に摂取すれば、効率的に善玉菌を増やすことができます。まずはお気に入りの食べ合わせを見つけて、習慣化を目指しましょう。

相乗効果大！　発酵食品の合わせ技が下痢に◎

下痢や軟便を改善するレシピとして、おススメなのは発酵食品の食べ合わせです。

下痢傾向のある人は腸内フローラのバランスが整っていない可能性があります。善玉菌を含む発酵食品は腸内フローラを整える働きがあり、二つ以上を食べ合わせれば、相乗効果でより高い整腸作用が期待できます。

実は、日本の食卓で慣れ親しんできた味噌や醤油、鰹節などの調味料も発酵食品です。発酵食品同士は味の相性が良いため、毎日の献立をひと工夫するだけで、手軽に発酵食品の食べ合わせが実践できます。

善玉菌と善玉菌のエサの食事例

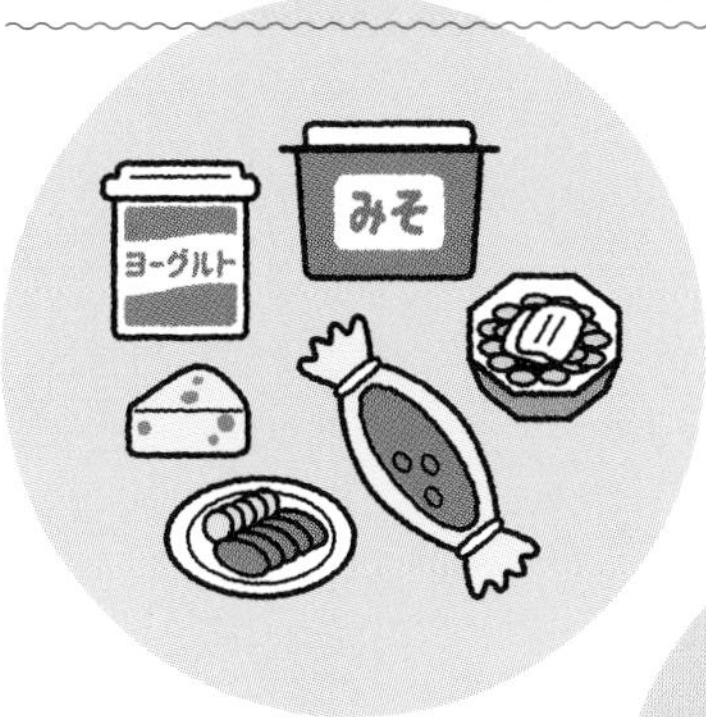

善玉菌を含む食事

- ヨーグルト
- チーズ
- 納豆
- キムチ
- 味噌
- ぬか漬け

善玉菌のエサとなる食事

- バナナ
- リンゴ
- キャベツ
- 玉ねぎ
- キノコ類
- 海藻類

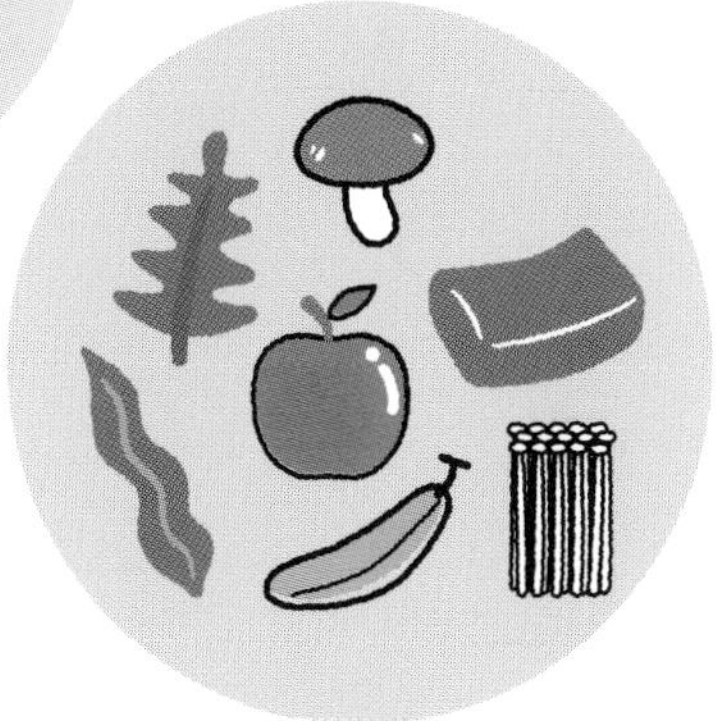

日本の食卓で親しまれてきた発酵食品たち

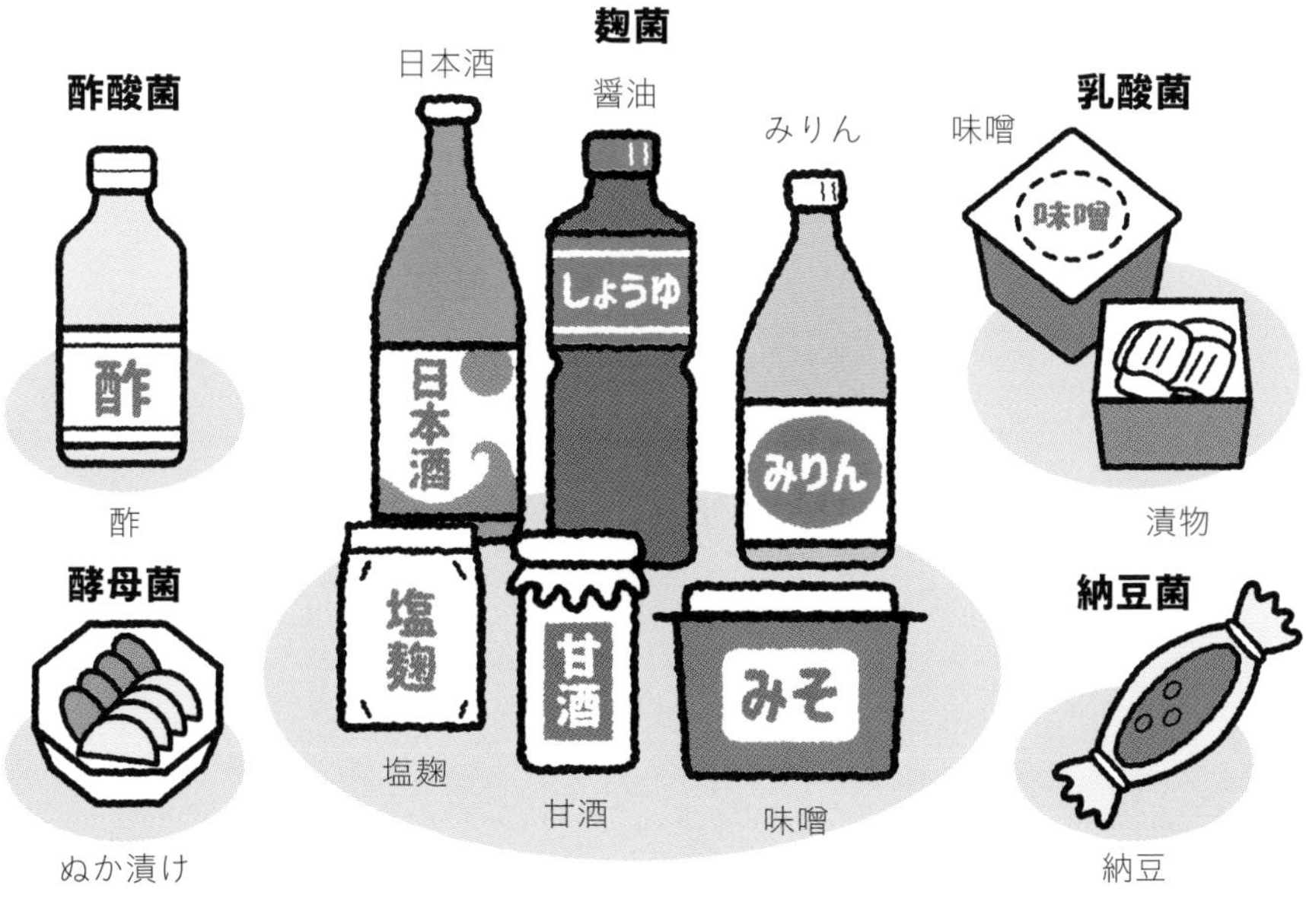

改善する

下痢傾向にある人のための食生活改善❸〜レシピの考え方・2

冷え大敵！下痢症状には腸温活

冷えは血流を悪くするため、腸の消化・吸収を妨げて下痢症状を招きます。腸を内側から温めれば、腸の働きが正常化するため、快適な排便を実感できます。

腸の温活には、エネルギー源となるタンパク質の摂取が重要です。タンパク質は栄養素の分解時に起こる「食事誘発性熱産生」が高いため、体を芯から温めます。特に、朝は「食事誘発性熱産生」の働きが高まるため、朝食はしっかりと食べる習慣をつけましょう。

冷え改善には、体を温める作用がある加熱した生姜もおススメです。暑い日でも冷たい飲食は避けるなど、日頃から腸を冷やさないよう心がけましょう。

刺激の強い食べ物や超加工食品はNG！

下痢傾向がある人は、刺激の強い食べ物や超加工食品の摂取は避けましょう。

刺激の強い食べ物とは、過度の香辛料が入ったものや脂っこいもの、繊維の固い物、冷たい食べ物や飲み物、カフェインやお酒、炭酸などです。

超加工食品とは、複数の食材を工業的に配合・製造した加工程度が非常に高い食品で、ソーセージや菓子パン、スナックや清涼飲料などが代表的です。超加工食品は認知機能リスクが増加する他、消化器系がんの発生率や糖尿病、肥満リスクを高めることでも知られています。

「食事誘発性熱産生」で腸を温めよう!

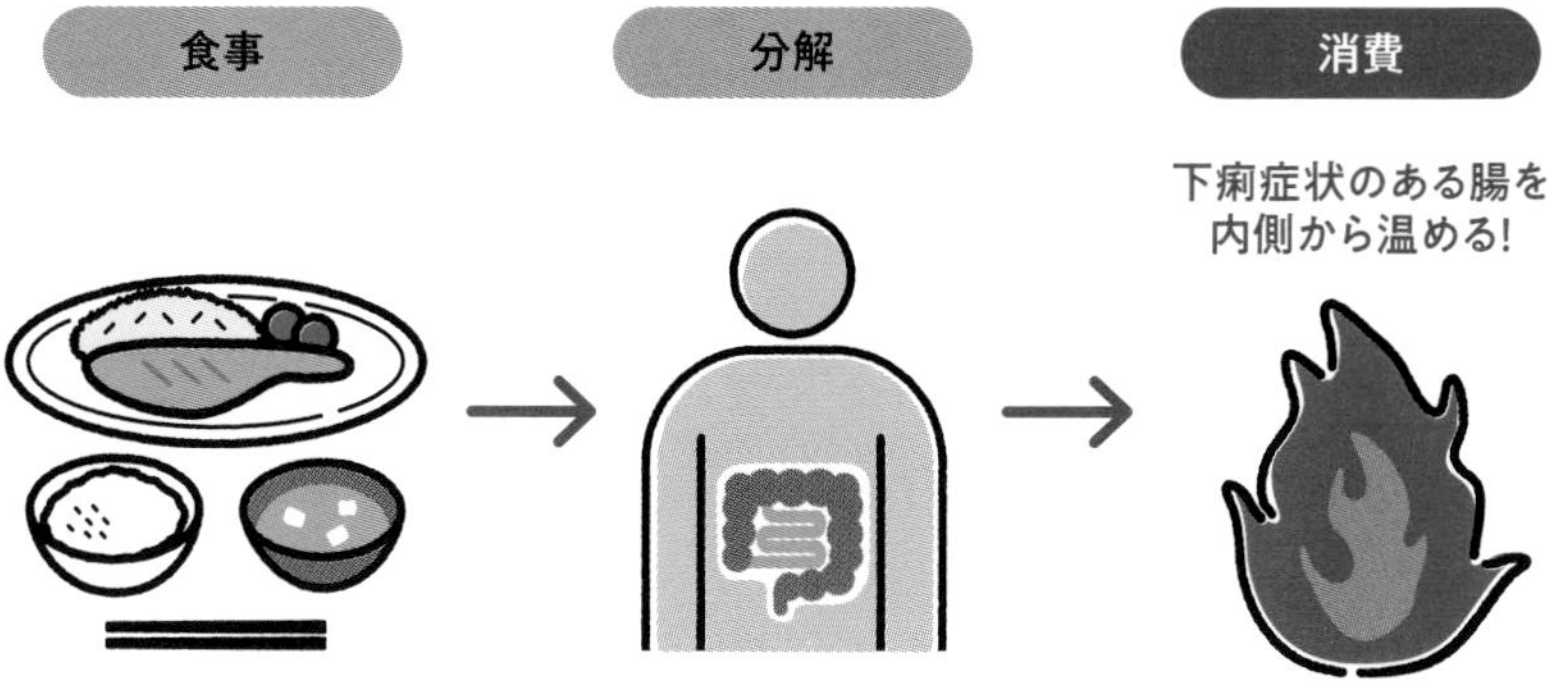

刺激の強い食べ物

強い香辛料や脂っこい食事、
冷たい食べ物や飲み物など。

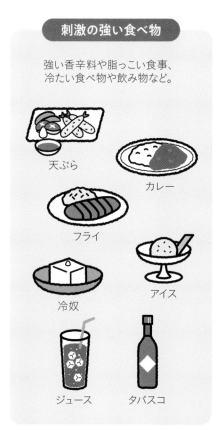

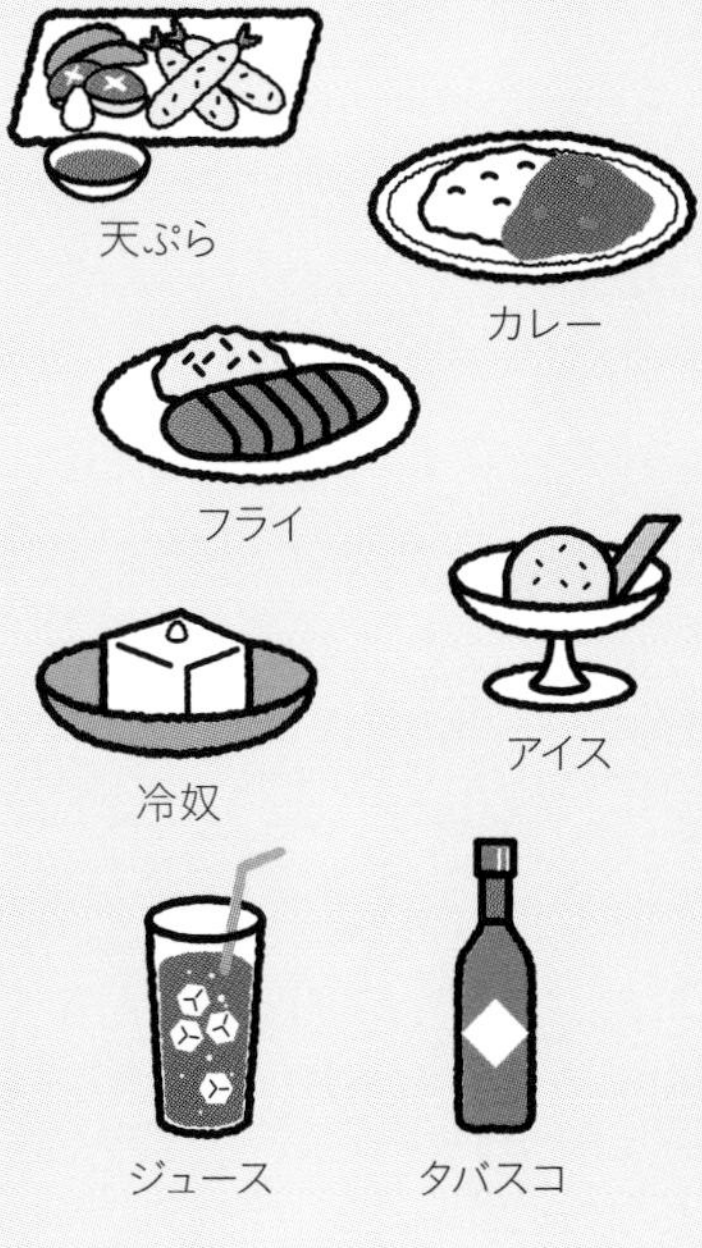
天ぷら
カレー
フライ
冷奴
アイス
ジュース
タバスコ

超加工食品

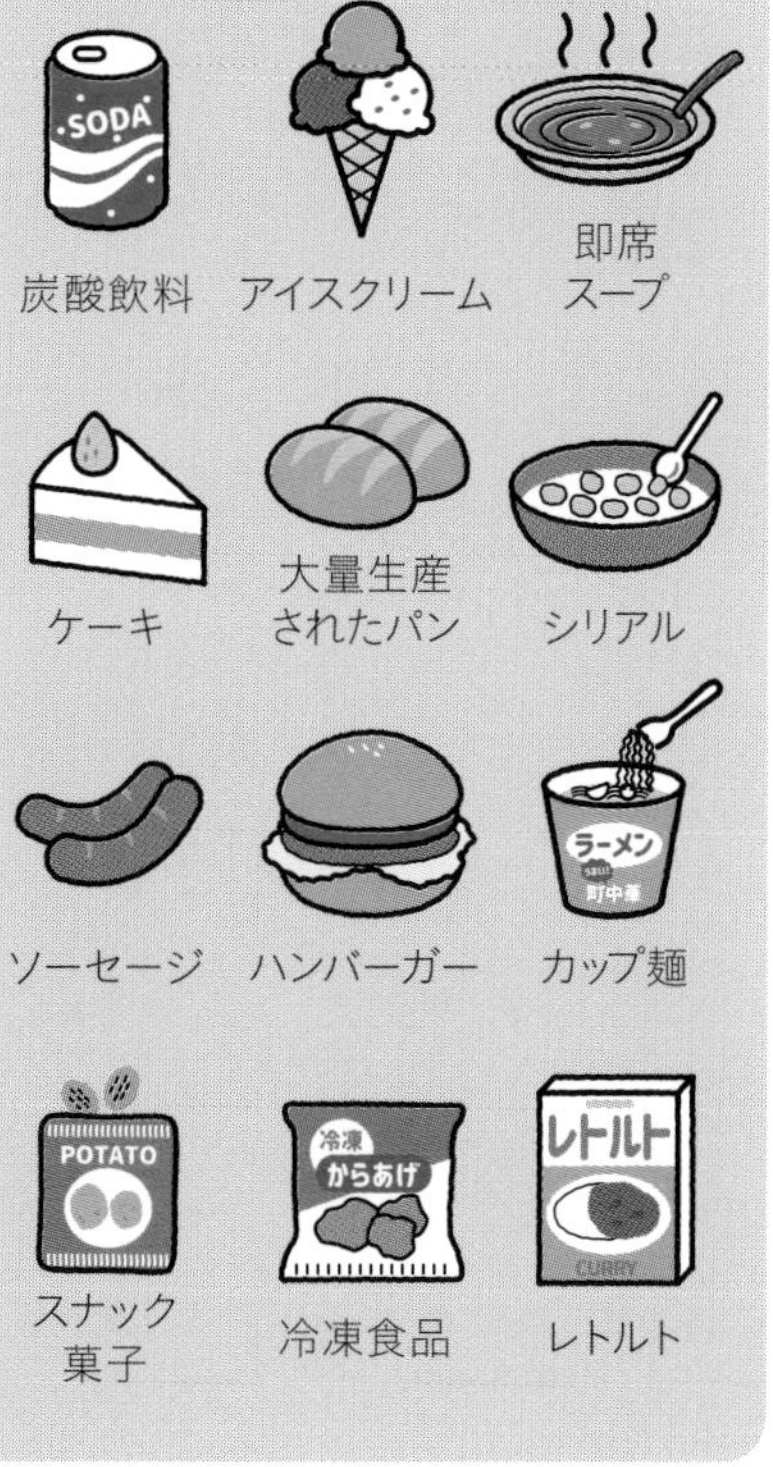
SODA
炭酸飲料
アイスクリーム
即席
スープ
ケーキ
大量生産
されたパン
シリアル
ソーセージ
ハンバーガー
ラーメン
カップ麺
POTATO
スナック
菓子
冷凍
からあげ
冷凍食品
レトルト
CURRY
レトルト

改善する

便秘傾向にある人のための食生活改善❶　～おススメ食材・飲料・1

便秘になりにくい腸をつくる「キャベツ」

キャベツには、便の容積を増やして排便を促す食物繊維が豊富に含まれています。また、キャベツには別名「キャベジン」とも呼ばれる「ビタミンU」が含まれており、傷ついた腸の粘膜を修復して正常化するため、便秘になりにくい腸をつくります。

「ビタミンU」は熱に弱く、水に溶けやすい栄養素です。加熱せず、食べられるサラダにするのが一番ですが、煮込み料理やスープにして、汁ごと残さず食べるようにすれば、溶け出した栄養成分までしっかりと摂ることができます。調理法と食べ方を意識して、キャベツの栄養素を無駄なく摂取しましょう。

水溶性食物繊維でつるんと快便！「わかめ」

わかめには、アルギン酸などの「水溶性食物繊維」が含まれています。「水溶性食物繊維」は水に溶けて、水分を保持したまま大腸まで運ばれるため、硬くなった便を柔らかくする働きがあります。また、「水溶性食物繊維」は腸内で善玉菌のエサとなるため、善玉菌を増やして腸内環境を整えてくれます。

わかめは、お味噌汁やスープに入れても美味しく、酢の物やナムルなど献立のプラス一品としても重宝します。アイデア次第で色々な楽しみ方ができるため、習慣化しやすい食材です。快便やむくみ解消など、嬉しい効果も期待できます。

キャベツの調理法によるメリット・デメリット

	生	加熱
メリット	栄養素を無駄なく摂れる	たっぷり食べられる 消化に良い
デメリット	たくさん食べられない 消化に時間がかかる	加熱によってビタミンCとビタミンUが減少する
おススメのシーン	ビタミンCとビタミンUを効果的に摂取したいとき	体調が整わないとき たっぷり食べたいとき

便秘解消におススメの調理法

- サラダ
- スープ
- 煮込み料理　など

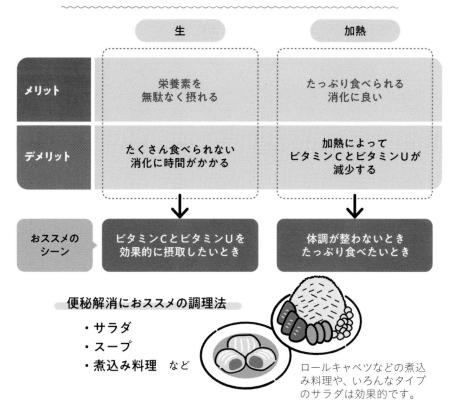

ロールキャベツなどの煮込み料理や、いろんなタイプのサラダは効果的です。

快便を促す!「水溶性食物繊維」が多いもの

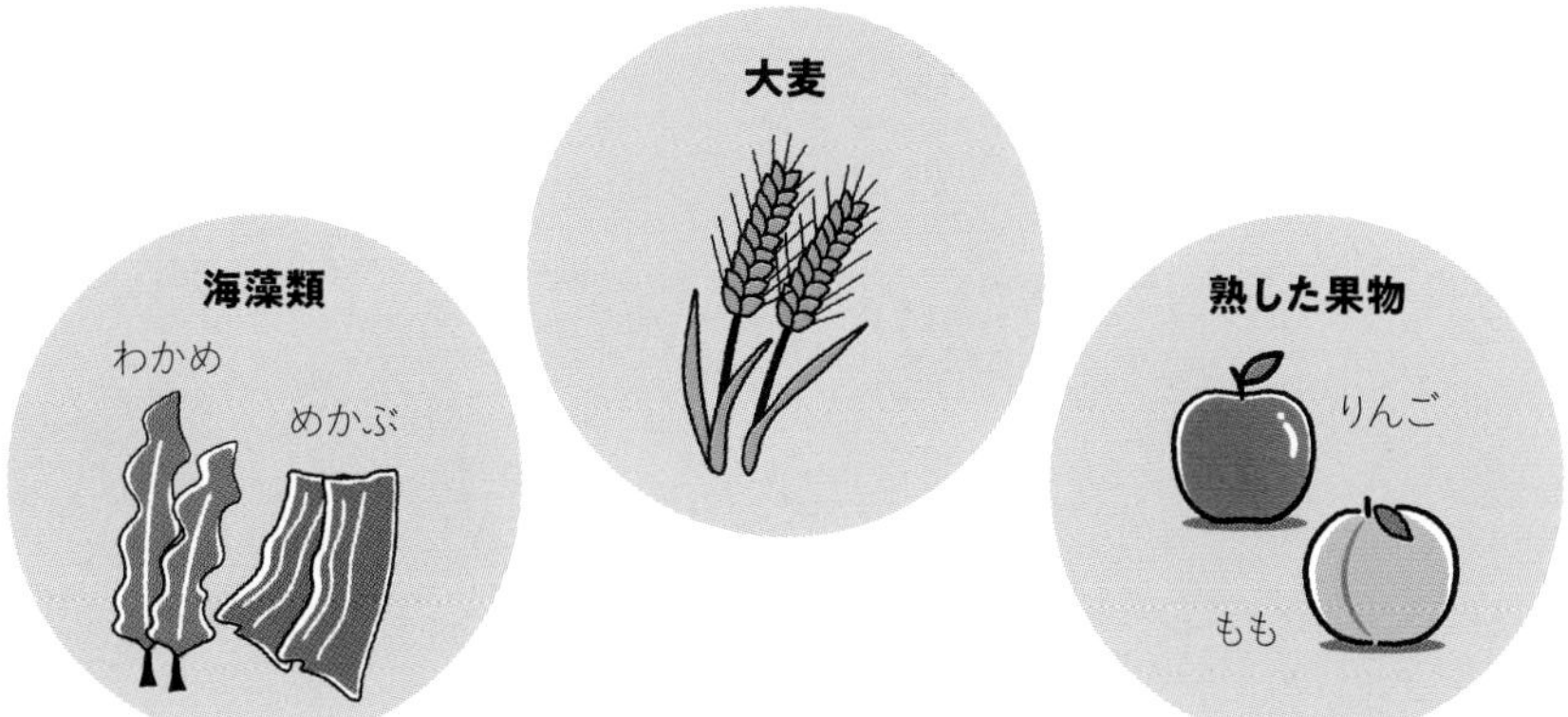

改善する

便秘傾向にある人のための食生活改善❶～おススメ食材・飲料・2

便秘解消には「生姜入りのハーブ茶」

便秘解消にはリラックス効果で自律神経を整えるハーブ茶がおススメです。さらに腸を内側から温める生姜をプラスすれば、腸の血流を改善してぜん動運動を促し、頑固な便秘にも効果を発揮します。

ハーブ茶にはいろいろな種類があり、その働きもさまざまです。排便を促す働きがあるのは、ペパーミントやレモングラスです。また、ハイビスカスにはポリフェノールが含まれるため、悪玉菌の排泄を促して腸内環境のバランスを整える働きがあります。

ハーブ茶は基本的にノンカフェイン。寝る前にホットで飲めば、睡眠の質向上にも役立ちます。

食物繊維が豊富で便秘に効く「ココア」

ココアには、カカオ由来の不溶性食物繊維である「リグニン」が豊富に含まれているため、便秘に悩む人にピッタリの飲み物です。

「リグニン」は、腸内で水分を吸収して膨らみ、腸管を刺激して便通を促します。また、腸内の有害物質を吸着して排出する働きもあるため、腸内環境を整えて、便秘になりにくい健康的な腸をつくります。

ココアの一日当たりの摂取量目安は20g（小さじ4杯）程度。ただココアは脂質が多いため、脂質の多い食べ物と合わせる時には注意が必要です。他の食べ物とのバランスを考えて摂取するようにしましょう。

生姜入りハーブ茶でお腹スッキリ!

●美味しいハーブ茶の淹れ方

❶温めたティーポットにティーバッグまたはティースプーン一杯程度のハーブを入れます。

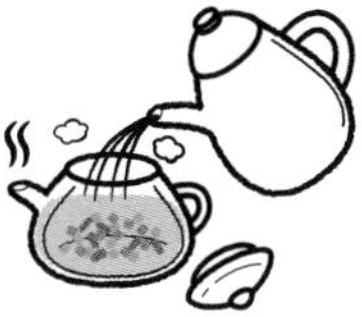

❷沸騰したお湯（200〜500ml）をティーポットに注ぎ、蓋をして蒸らします。

❸
花、葉、茎…3〜5分
根、種、実、皮…5〜8分
※部位の大きさ、お好みの濃度により調節してください。

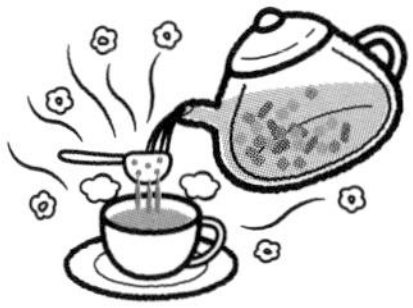

❹温めたカップに注ぎ入れ、スライスした生姜を入れてお飲みください。

ココアは便秘に悩む人にピッタリ!

●食物繊維の種類と機能

	種類	生理機能
不溶性食物繊維	・リグニン ・セルロース	・便の容積を増やして 排便を促進 ・食品の腸内通過時間の短縮
水溶性食物繊維	・グルコマンナン ・イヌリン	・腸内環境の改善 ・腸内細菌の発達を促進 ・短鎖脂肪酸の産生

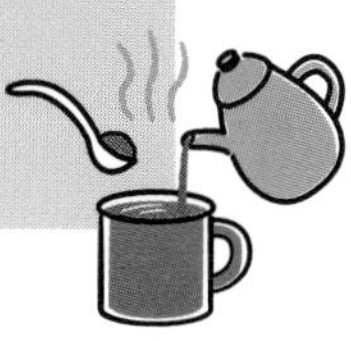

ココアには「リグニン」が豊富。便秘に悩む人にピッタリの飲み物です。

改善する

便秘傾向にある人のための食生活改善❷

～食材の組み合わせ方・1

「キャベツ×昆布」で健康的な便をつくる

キャベツと昆布の組み合わせは、便秘解消に効果的です。キャベツには、便のカサを増して排泄を促す「不溶性食物繊維」が含まれています。一方、昆布には、便を柔らかくする「水溶性食物繊維」が含まれています。健康的な便をするなら「不溶性食物繊維」と「水溶性食物繊維」をどちらもバランスよく摂取することが大切です。

旨み成分たっぷり塩昆布なら、調味料いらず。和えるだけで美味しい「塩キャベツ」が作れます。キャベツは余分な塩分を排出する働きがあるため、気になる塩分の摂り過ぎも防止してくれます。

「わかめ×オクラ」で便を滑らかに

わかめとオクラの組み合わせは、硬い便に悩む人におススメです。わかめとオクラに含まれる「水溶性食物繊維」は、腸管内の水分を吸収して、便を滑らかにする作用があります。また、ネバネバとした粘性があるため、腸内の老廃物や毒素を吸着して、便として排出してくれます。

サラダや酢の物にして食事の最初に食べれば、血糖値の上昇を穏やかにしてくれます。また、夏はオクラ水がおススメです。ヘタを取り除いたオクラをペットボトルに丸ごと入れて一晩漬けるだけ。朝コップ一杯飲めば、様々な健康効果が期待できます。

「不溶性食物繊維」と「水溶性食物繊維」の役割

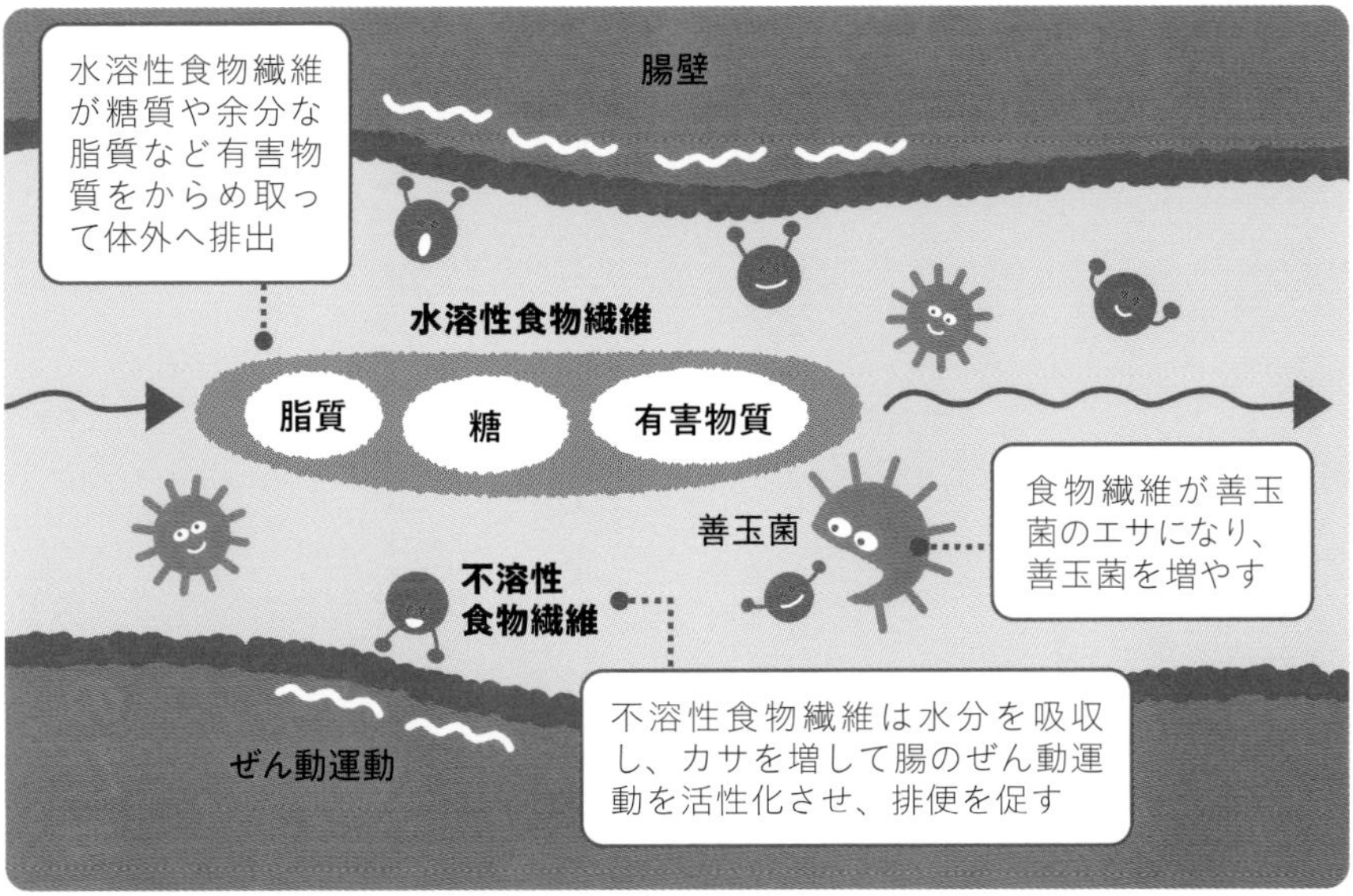

水溶性食物繊維が糖質や余分な脂質など有害物質をからめ取って体外へ排出

食物繊維が善玉菌のエサになり、善玉菌を増やす

便秘に効く水溶性食物繊維を多く含む食材

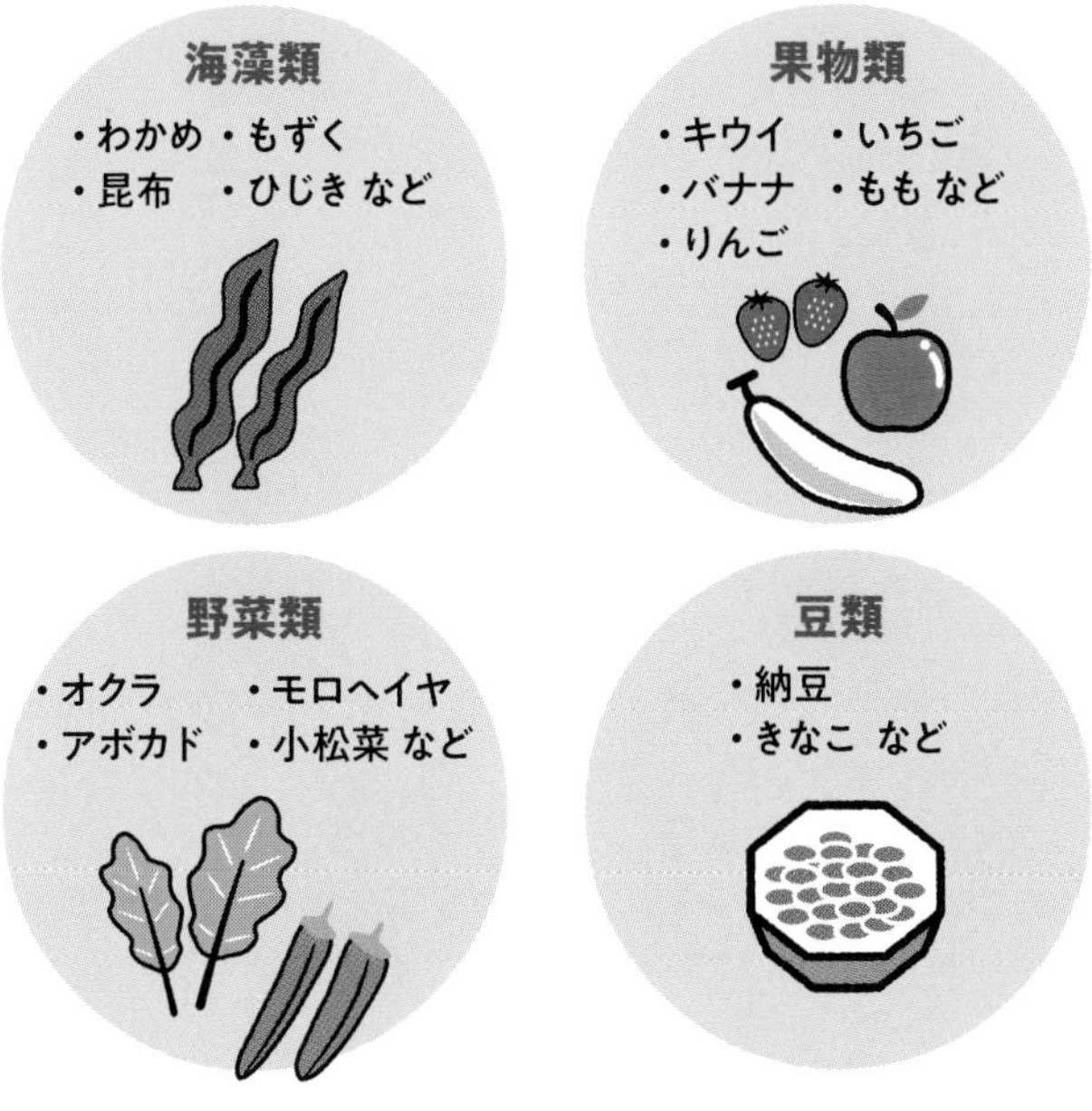
海藻類
・わかめ ・もずく
・昆布 ・ひじき など
果物類
・キウイ ・いちご
・バナナ ・もも など
・りんご
野菜類
・オクラ ・モロヘイヤ
・アボカド ・小松菜 など
豆類
・納豆
・きなこ など

改善する

便秘傾向にある人のための食生活改善❷
～食材の組み合わせ方・2

コロコロ便には「ナッツ×オートミール」

腸内が乾燥すると、硬く乾燥したコロコロ便になりやすい傾向があります。コロコロ便は排泄しづらく、便秘や腹痛の原因になります。

そんなコロコロ便には、ナッツとオートミールの組み合わせがおススメです。ナッツは適度な油で腸に潤いを与え、オートミールは「不溶性」と「水溶性」の2種類の食物繊維で腸内環境を整えます。また、ナッツに含まれる「不飽和脂肪酸」は、腸内の滑りを良くしたり、腸の動きを刺激したりする働きがあります。

ただし、ナッツとオートミールは消化に時間がかかるため、寝る前に食べるのは避けましょう。

「キウイ×モロヘイヤ」がストレス便秘に◎

便秘症状を引き起こしている原因がストレスの可能性がある場合は、キウイとモロヘイヤの食べ合わせが効果的です。キウイには、ストレスへの抵抗力を高める「ビタミンC」が豊富に含まれています。モロヘイヤには腸の動きをコントロールしている自律神経を調整する「ビタミンE」が多く含まれています。そして、どちらも腸内に悪影響をもたらす活性酸素を減少させる抗酸化作用があります。

キウイとモロヘイヤは、相乗効果が期待できる食べ合わせです。毎日継続して摂取することで、ストレスを緩和し、つらい便秘症状を解消しましょう。

ナッツ×オートミールのおススメレシピ

オーバーナイトオーツ

材料

- オートミール ………………30〜50g
- 豆乳 or ヨーグルト ……100〜150g
- ナッツ ……………………………10g
- はちみつ ………………………少々
- シナモンパウダー …………お好みで

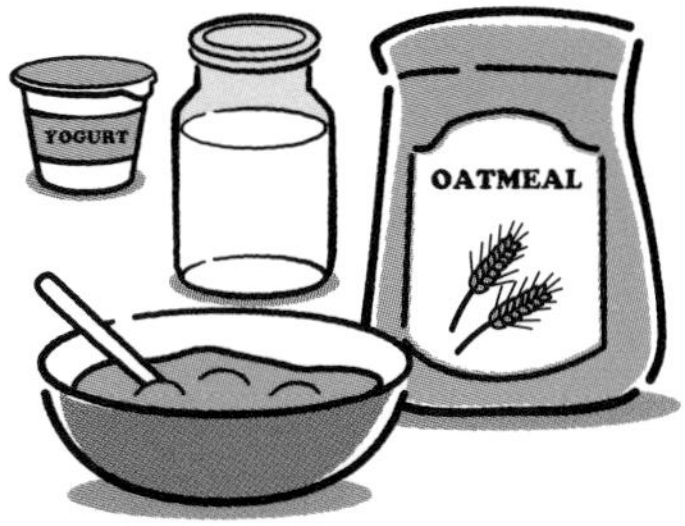

❶お皿にオートミールを入れる
❷豆乳 or ヨーグルトを注ぎ入れ、冷蔵庫で一晩おく
❸翌朝、ナッツやはちみつなどをトッピングして完成

便秘症状を悪化させるストレスをやっつける！「ビタミンC」は強い味方

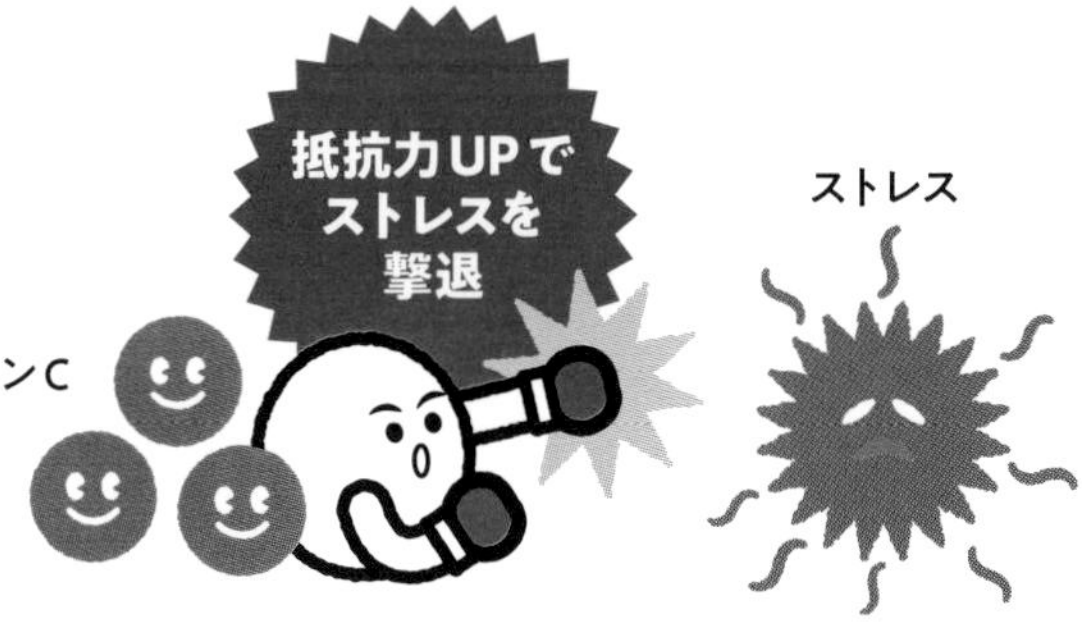
抵抗力UPでストレスを撃退
ストレス
ビタミンC

＼ ビタミンCたっぷり！ ／

キウイとモロヘイヤのさっぱりジュース

材料

- モロヘイヤの葉 ………………10枚程度
- キウイ ……………………………1/2個
- 水 …………………………………適量
- お好みで豆乳やヨーグルトを加えてもOK

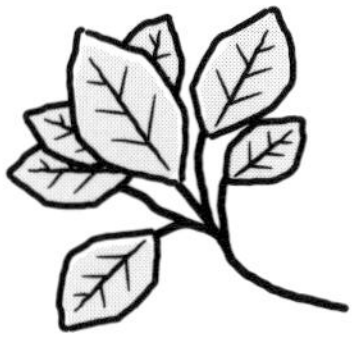

材料をミキサーにかければ完成♪

改善する

便秘傾向にある人のための食生活改善❸ ～レシピの考え方・1

快便を目指すなら食物繊維のバランスが大事

便秘解消レシピを考える時、意識したいのが食物繊維のバランスです。食物繊維は「不溶性」と「水溶性」の二種類。どちらも腸内環境を整える上で欠かせないものですが、「不溶性」ばかりでは便秘を悪化させてしまう可能性があり、逆に「水溶性」ばかりでは下痢や軟便を招く可能性があります。

「不溶性」と「水溶性」の割合は2：1が理想的です。一般的にさつまいもやごぼうなどの「不溶性」は比較的摂りやすい一方、「水溶性」は不足しがち。わかめや昆布などの「水溶性」の食物繊維を積極的に食事に取り入れましょう。

ネバネバ食材が硬いカチカチ便に効く！

ネバネバ食材には「水溶性食物繊維」が豊富に含まれています。「水溶性食物繊維」は高い保湿性や粘性があり、便秘の原因となるカチカチ便を柔らかくして、排便をサポートしてくれます。また、腸の粘膜を保護して炎症を予防します。

ネバネバ食材として代表的なものは、わかめや昆布、もずくやめかぶなどの海藻類や、モロヘイヤやオクラなどの野菜類です。これらの食材は相性もよく、食欲がない時でも食べやすいのが特徴です。滋養強壮効果も高いため、便秘解消だけでなく、夏バテ予防としても献立に取り入れたい食材です。

食物繊維の理想的なバランスとは?

●日本人の1日平均摂取
食物繊維の内訳（令和元年）

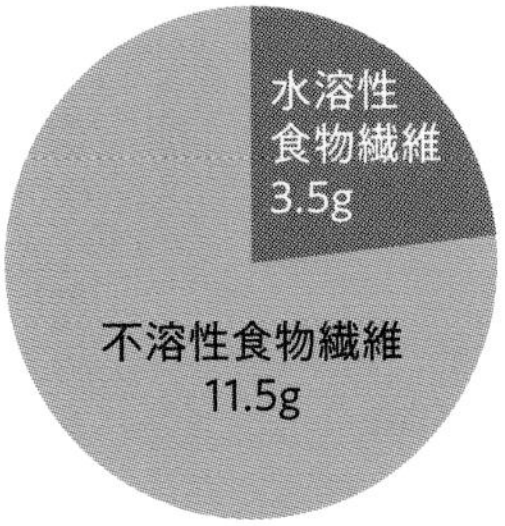

出典：厚生労働省令和元年
「国民健康・栄養調査」

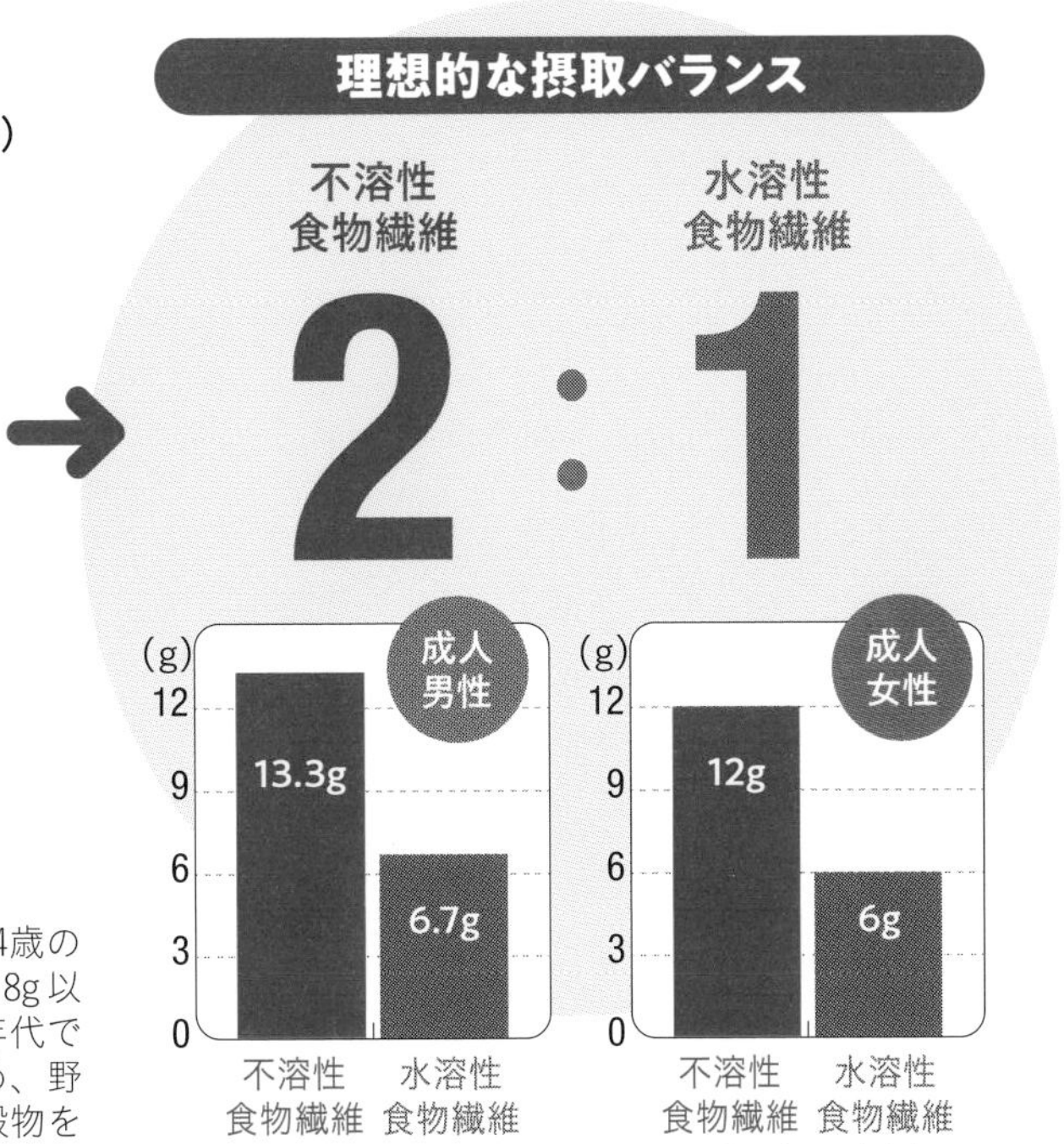

出典：厚生労働省「日本人の食事摂取基準」（2020年版）

食物繊維の目標量は18〜64歳の男性で20g以上、女性で18g以上。男女ともほとんどの年代で目標値に届いていないため、野菜はもちろん海藻、芋、穀物をしっかりと摂取することが大切。

カチカチ便を柔らかくするネバネバ食材たち

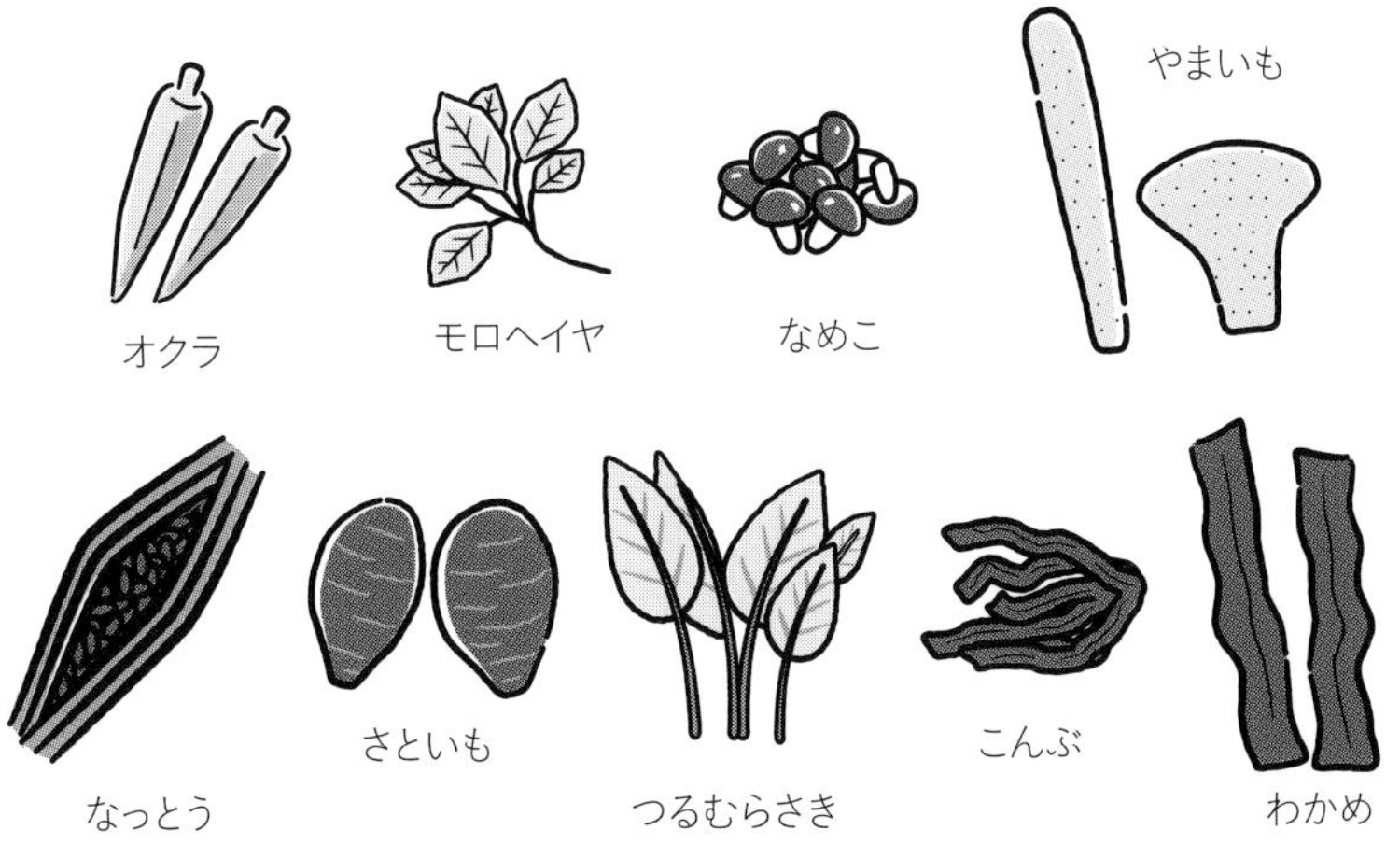

便秘傾向にある人のための食生活改善❸ ～レシピの考え方・2

良質の油で排便をスムーズに

便秘を解消するためには、適度な油分と水分が必要です。特に「オレイン酸」を豊富に含むオリーブオイルやアーモンドは、腸のぜん動運動を促進して硬くなった便を柔らかくしてくれるため、便秘解消に有効な食材です。

一日の摂取量の目安は、油なら15㎖程度、アーモンドなら一日10粒程度。普段の料理で使用する油を良質な油に変更するだけでも良いでしょう。料理に加えることが難しい時には、大さじ一杯のオリーブオイルをサラダにかけたりしてもOK。良質な油を毎日適量摂取して便秘解消に役立てましょう。

ストレスを和らげて便秘症状を改善

便秘症状がなかなか改善されないという人は、ストレスが原因かもしれません。ストレスによって交感神経が高まり自律神経が乱れると、腸の働きが低下して便秘症状を引き起こします。

便秘の原因となるストレスに効果的な栄養素は「ビタミンC」です。「ビタミンC」が不足すると、ストレスに対応するホルモンの生産量が減少し、ストレスを感じやすくなります。また、自律神経を調整する機能に役立つ「ビタミンE」や神経の興奮を抑える「カルシウム」や「マグネシウム」も便秘解消に効果的な栄養素です。

便秘解消に最適! オリーブオイルにはオレイン酸が豊富

●オレイン酸を多く含む植物油の脂肪酸組成

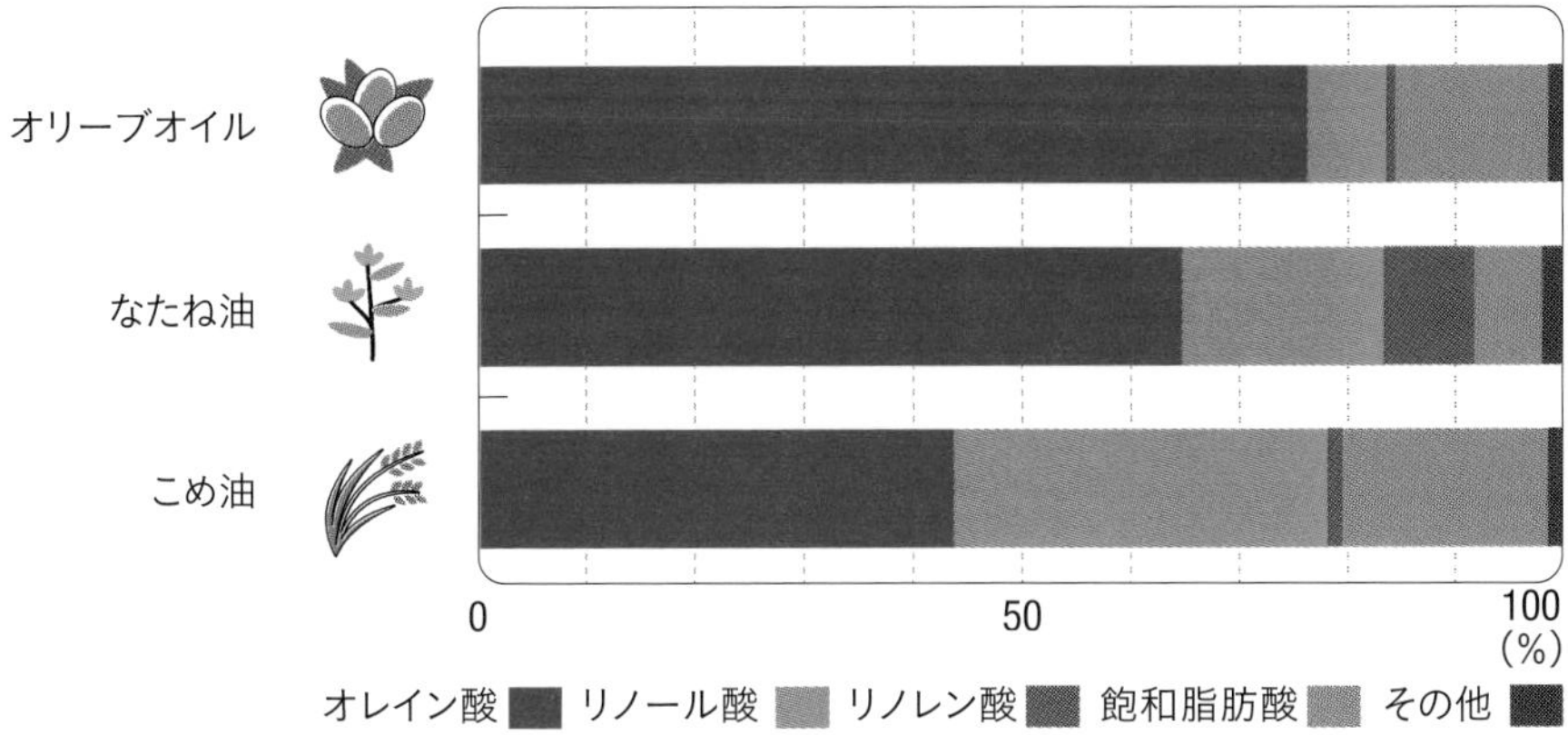

参考：日本油脂検査協会資料

ストレス便秘の時に積極的に摂りたい栄養素と食品

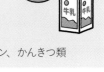

ストレスで必要・消耗する栄養素	積極的に摂りたい食品
ビタミンB・C群	〈ビタミンB1〉 豚肉、レバー、うなぎ、カツオ、玄米 〈ビタミンB2〉 レバー、うなぎ、さば、鶏卵、乳製品 〈ビタミンC〉 キウイ、ブロッコリー、小松菜、ピーマン、かんきつ類
タンパク質・ 抗酸化ビタミン (ビタミンC・ β-カロテン・ビタミンE)	〈良質な動物性タンパク質〉 肉類、魚介類、牛乳、乳製品、卵 〈β-カロテン〉 ほうれん草、小松菜、カボチャ、ブロッコリー、にんじん 〈ビタミンE〉 アーモンド、たらこ、すじこ、うなぎ、アボカド
カルシウム・ マグネシウム	〈カルシウム〉 牛乳、乳製品、小魚、小松菜、豆腐、 切り干し大根、ひじき 〈マグネシウム〉 納豆、かき、ほうれん草、ホタテ貝、枝豆、ピーナッツ、 ごま、アーモンド

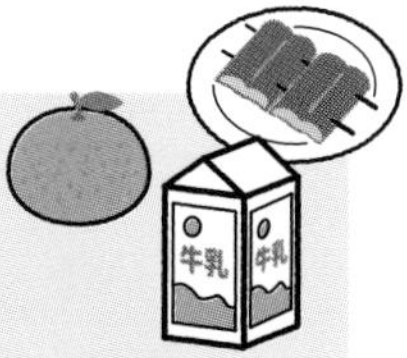

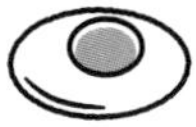

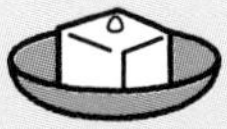

改善する

脳腸相関を深く知る❶
～自律神経の特徴と役割

交感神経と副交感神経

P12～P13では「脳と腸はお互いに深く連携を取っている」ことについて説明しました。ここからP81では、脳と腸が自律神経という神経線維で直接つながっているほか、ホルモンを介する内分泌系や免疫細胞を介する免疫系、さらに最近言われている腸内細菌叢の関与で繋がっていることをご紹介します。

脳腸相関の中で、自律神経は一本の線維ですので、その伝達スピードが速いことが特徴となります。

自律神経の中枢は脳の視床下部にあり、そこには交感神経と副交感神経という2つの神経があります。

車の運転など緊張や興奮したときは交感神経が働いて心拍数を上昇させるなど、体の機能が活発になります。逆に休息時には副交感神経のほうが働き、心拍数を正常な状態まで低下させます。この二つの神経がバランスをとって、健康状態を保っています。

ただ、消化や排便、排尿に関しては、交感神経が優位な時にはその機能が鈍り、副交感神経優位の休憩時やリラックス時には活発に働きます。

ドライブ中、サービスエリアで休憩すると、トイレに行きたくなるのはこの効果です。脳などから出る多くの副交感神経の中で、腸は迷走神経という線維でつながっています。この迷走神経優位にすることが腸のリズムを整えることになります。また、腸内の神経叢も調整します。

脳腸相関と情報伝達経路

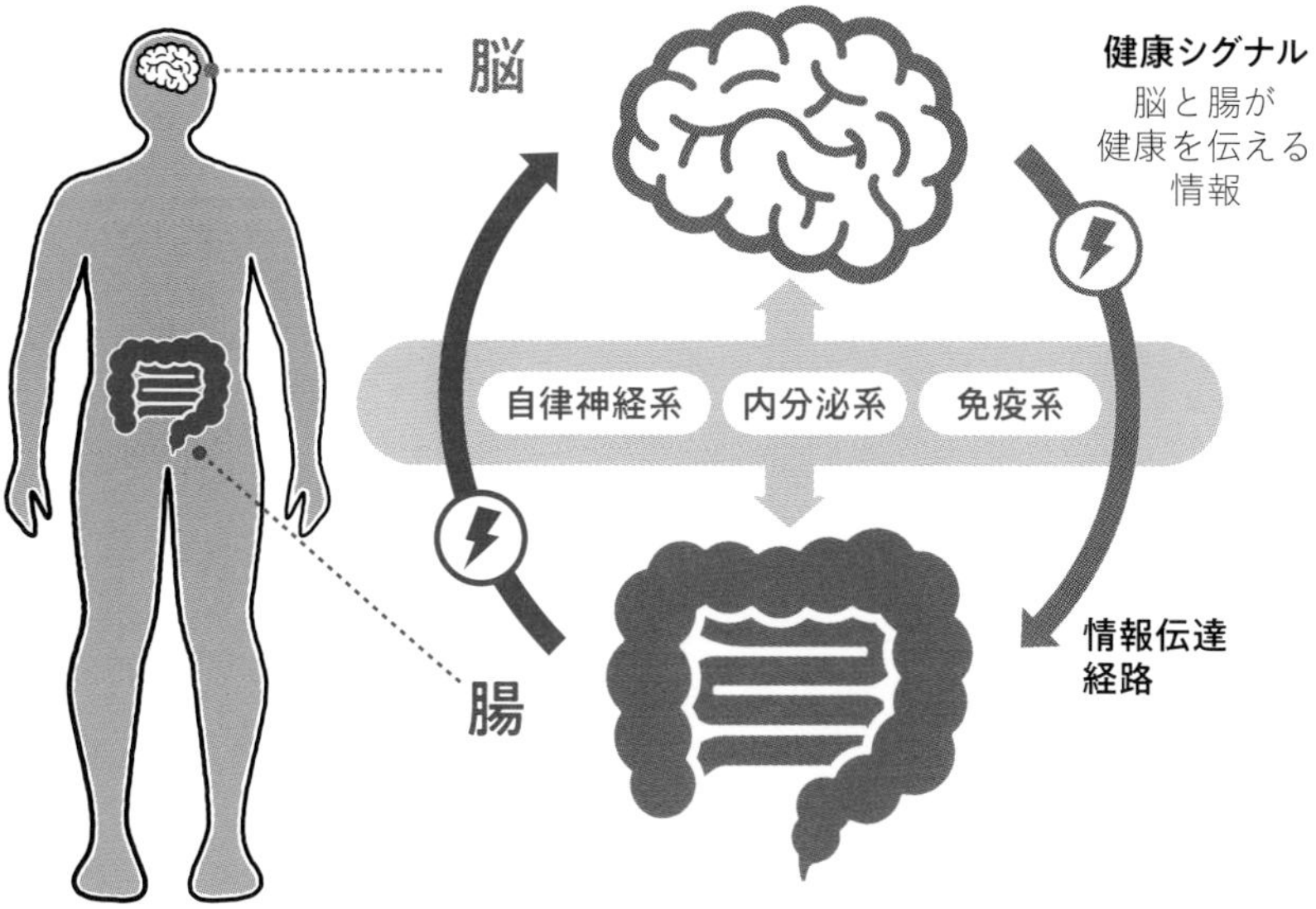

運転と交感神経

車の運転時、体の活動を活発にする必要があるために、交感神経が優位になります。イライラしたり焦ったりするとストレスは高まって、さらにこの状態を強めていきます。

ストレスはホルモン系にも作用するので、下痢や便秘などの腹部症状が現れやすくなります。そのため、副交感神経優位の状況となるように、工夫が必要です。

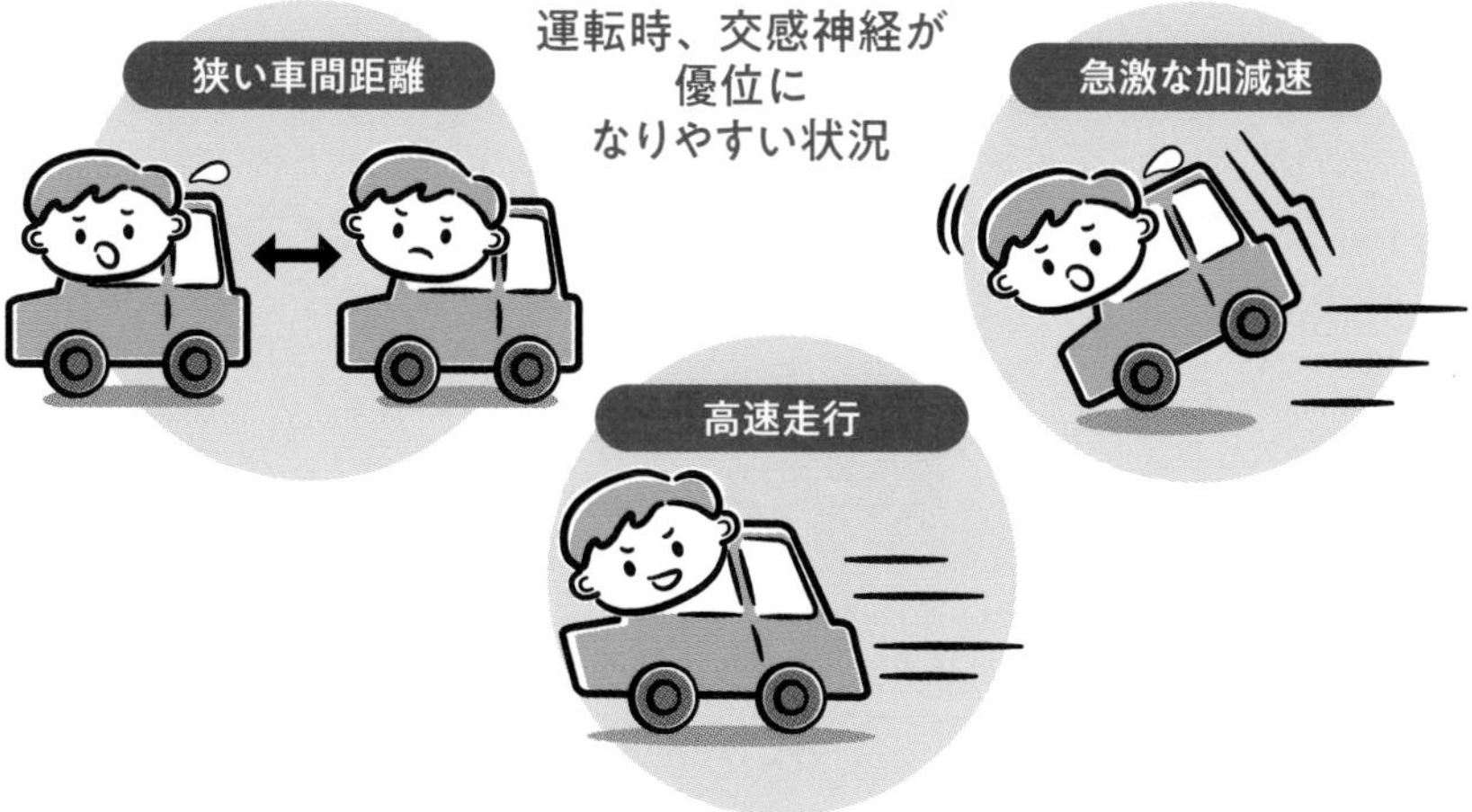
運転時、交感神経が
優位に
なりやすい状況
狭い車間距離
急激な加減速
高速走行

脳腸相関を深く知る❷
～ストレスとホルモン

ストレスの正体

「脳腸相関」で大切な役割を担う内分泌系の中枢は脳の視床下部と脳下垂体で、その伝達物質はホルモンです。ホルモンは内分泌腺で作られ、血液中に分泌（放出）されて、ホルモンを受け取る部位（受容体）のある器官のみに作用します。

その伝達スピードは神経に比べると遅いですが、受容体はいろいろな器官に存在するため、広く、しかも長く作用することができます。ホルモンは現在、100種類以上あることが報告されています。

ストレスに関するホルモン（＝ストレスに対処するホルモン）は副腎から放出されるコルチゾールで、俗称・ストレスホルモンと呼ばれます。

コルチゾールは筋肉でのタンパク質の代謝や炎症を抑えたり、免疫を抑制したりして、ストレスに対処します。

コルチゾールの分泌が慢性的に増えると、うつ病や生活習慣病などのストレス関連疾患につながるため、コルチゾールが一定量に達すると、その情報は視床下部や脳下垂体に伝わり、ネガティブフィードバックが行われてホルモンの分泌を抑制します。

こうして、健康時には体内のホルモンの量が一定に保たれることによって、「恒常性」（環境に関わらず生理機能が一定に保たれること）が維持されているのです。

ストレスホルモンの流れ

分泌ホルモン **副腎皮質刺激ホルモン放出ホルモン（CRH）**

●視床下部

10g程度の重さですが脳のきわめて重要な部位で、体温、食欲、睡眠、体の水分量や塩分量の調整をしています。また、下垂体と直接繋がって下垂体から出るホルモンの調整を行います

↓

分泌ホルモン **副腎皮質刺激ホルモン（ACTH）**

●下垂体

多様なホルモンを分泌する内分泌器官。脳下垂体から分泌されるホルモンは、体の成長や出産時など一定の時期に大きく体を変化させる作用に加えて、一生を通じて体の調子を大きく左右すると言われています

↓

分泌ホルモン **コルチゾール**

●副腎

副腎は左右の腎臓それぞれの頭側に位置する臓器で、3〜4cm程度の大きさをしています。血圧、血糖、水分・塩分量などの体内環境を常にちょうど良い一定の状態に保つためのホルモンを作っています

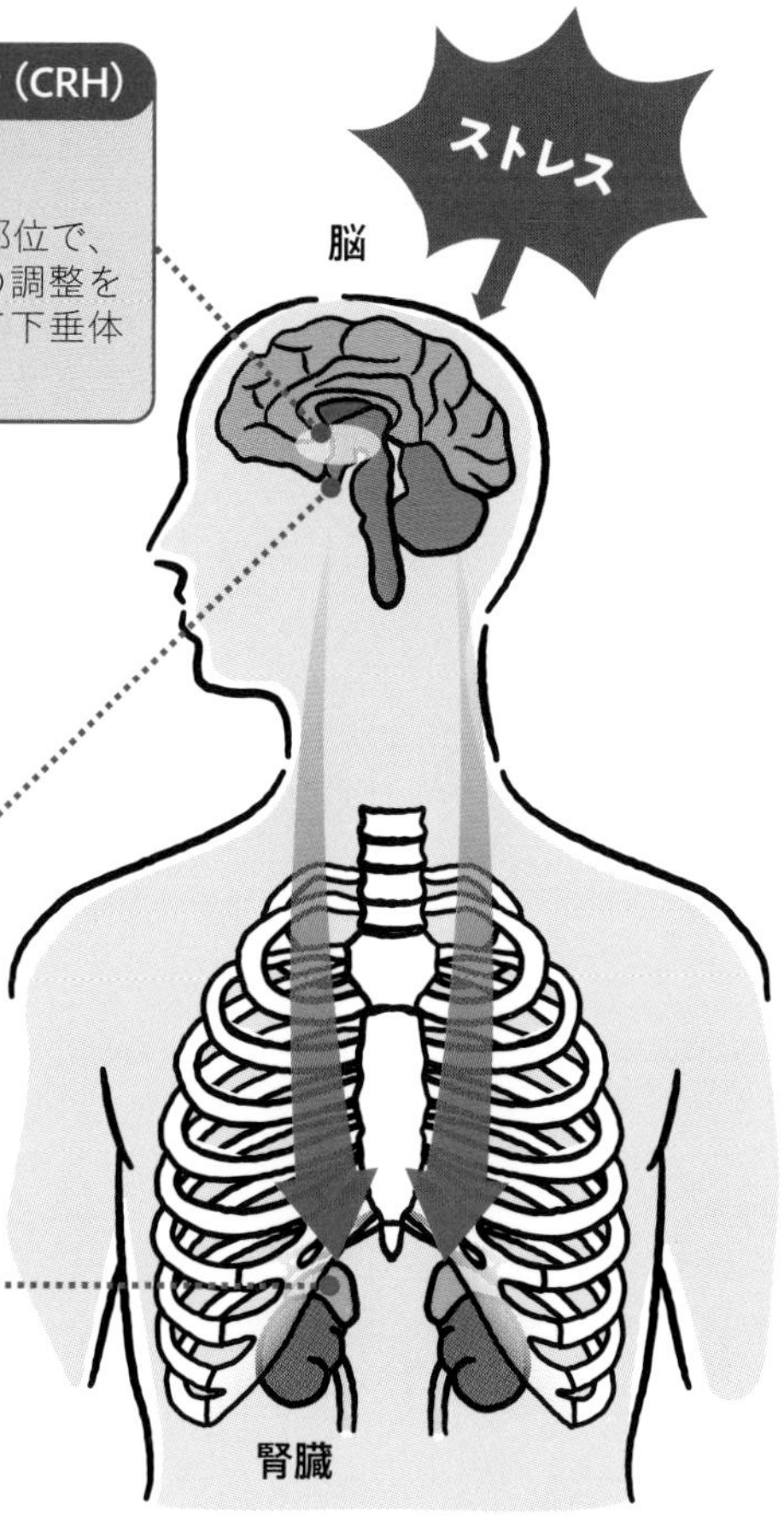

脳がストレスを感じると視床下部から「副腎皮質刺激ホルモン放出ホルモン（CRH）」が分泌され、いくつかの経路（視床下部―脳下垂体―副腎の軸（この経路を「HPA軸」と呼びます）を経て、コルチゾールを分泌します。

CRHは、副交感神経として働く迷走神経や骨盤内臓神経に影響を与えて大腸の蠕動運動を促進する一方、胃や十二指腸の運動を抑制します。そのため、疲労やストレスがあると、便秘、下痢、胃痛、腹痛、胃もたれなどの不調が生じることとなります。

さまざまなホルモンは、自律神経や肥満細胞などの免疫細胞、腸内細菌などを経由して情報を伝達しています。

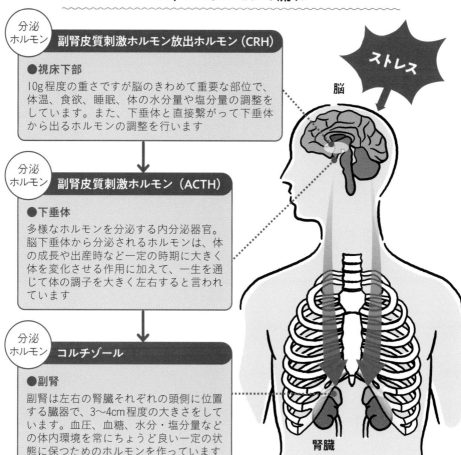

ストレスに対処する補完代替医療

保健適用はまだ曖昧な世界

「脳と腸は深くつながっている」という脳腸相関があることから、脳で感じるストレスによって下痢や便秘といった腹部症状を引き起こすことがあります。

こうしたストレスの解消方法として、医療以外の方法についてご紹介します。

アメリカ国立衛生研究所（NIH）に属する国立補完統合衛生センター（NCCIH）では、ストレス解消へ効果的な方法として、天然物（natural products）の摂取と心身療法（mind and body practices）の二つをあげています。この天然物には、薬草（生薬、ハーブ、キノコ）、ビタミン・ミネラルなどや、プロバイオティクスなどが紹介されています。

また、心身療法としては、鍼《はり》治療、認知行動療法、交感神経系活動の抑制などを目的としたリラクゼーション法、マインドフルネス療法、リフレクソロジー（Reflexology）などがあげられています。ヨガにはマインドフルネス療法に瞑想法、呼吸療法が併用されています。

心理療法には、医療保険の適用があったりなかったりで、十分な治療効果の判定がなされていないものもまだ多く、現段階では「試しに実施してみてもいいかも…」くらいの効果だと考えた方がいいと思われます。

補完代替医療とは…

補完代替医療は、英語でComplementary and Alternative Medicine（コンプリメンタリー・オルタナティブ・メディシン）といい、頭文字をとってCAM（カム）と呼ばれています。補完医療とは、“現在私たちが受けている西洋医学を補う、補完する医療”のこと。代替医療は、“現代西洋医学に取って代わる”医療です。この二つの医療は、別々に異なるものもありますが、多くは分けることが困難な場合が多く、両者をまとめて補完代替医療といいます。

補完医療　代替医療

↓

補完代替医療
Complementary and Alternative Medicine

米国の「国立補完代替医療センター」は、この医療を“現段階では通常医療と見なされていない、さまざまな医学・健康管理システム、施術、生成物質など”と定義している。

●補完代替医療の分類と「統合医療」の概念

近代西洋医学

＋ 組合せ（補完•一部代替）

補完代替医療

療法の分類	療法の例 国家資格など、国の制度に組み込まれているもの	 その他
食や経口摂取に関するもの	食事療法　サプリメントの一部（特別用途食品（特定保健用食品含む）、栄養機能食品）	左記以外の食事療法、サプリメント、断食療法、ホメオパシー
身体への物理的刺激を伴うもの	はり・きゅう（はり師、きゅう師）	温熱療法、磁気療法
手技的行為を伴うもの	マッサージの一部（あん摩マッサージ指圧師）、骨つぎ・接骨（柔道整復師）	左記以外のマッサージ、整体、カイロプラクティック
感覚を通じて行うもの	—	アロマセラピー、音楽療法
環境を利用するもの	—	温泉療法、森林セラピー
身体の動作を伴うもの	—	ヨガ、気功
動物や植物との関わりを利用するもの	—	アニマルセラピー、園芸療法
伝統医学、民族療法	漢方医学の一部（薬事承認されている漢方薬）	左記以外の漢方医学、中国伝統医学、アーユルベーダ

↓

統合医療

厚生労働省は『「統合医療」のあり方に関する検討会』（2012〜13年）で、「統合医療」を「近代西洋医学を前提として、これに相補（補完）・代替医療や伝統医学などを組み合わせてQOLをさらに向上させる医療であり、医師主導で行うものであって、場合により多職種が協働して行うもの」と位置付けている。

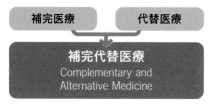

ストレス軽減のための生活をする❶ ～人間関係・1

人間関係に悩んだら距離感を見直そう！

人間関係でストレスを感じている時は、その距離感を見直してみましょう。人は距離が近ければ近いほど相手に期待したり、見返りを求めたりしてしまいます。他人は自分の思い通りにはなりません。だからこそ、**適度な距離感を保つことが大切**なのです。

特に職場や所属「ミュニティにおける人間関係には注意が必要です。既に距離が近くなりすぎていると感じるなら、まずはつき合いの回数を減らすなど工夫してみてください。趣味や習い事で忙しいなど誘いを断る理由をあらかじめ用意しておくと、波風を立てずに距離を置くことができます。

気にしすぎはNG！気分を切り替える習慣を

人間関係に悩む時、とてもシンプルですが「気にしない」ことも大事です。他人の言動を100％で受け止めてしまうと、心身ともに疲れてしまいます。

コツは全部を受け止めるのではなく、ある程度は受け流すこと。最初は難しくても、意識することで段々とできるようになります。それでもどうしてもモヤモヤする時は、趣味やスポーツに没頭したり、美しい景色を眺めたり、お気に入りの空間でリラックスすると良いでしょう。**「楽しい」と思える時間を増やすこと**で、心身ともにリフレッシュすることができます。

こんな人とは距離を置こう!

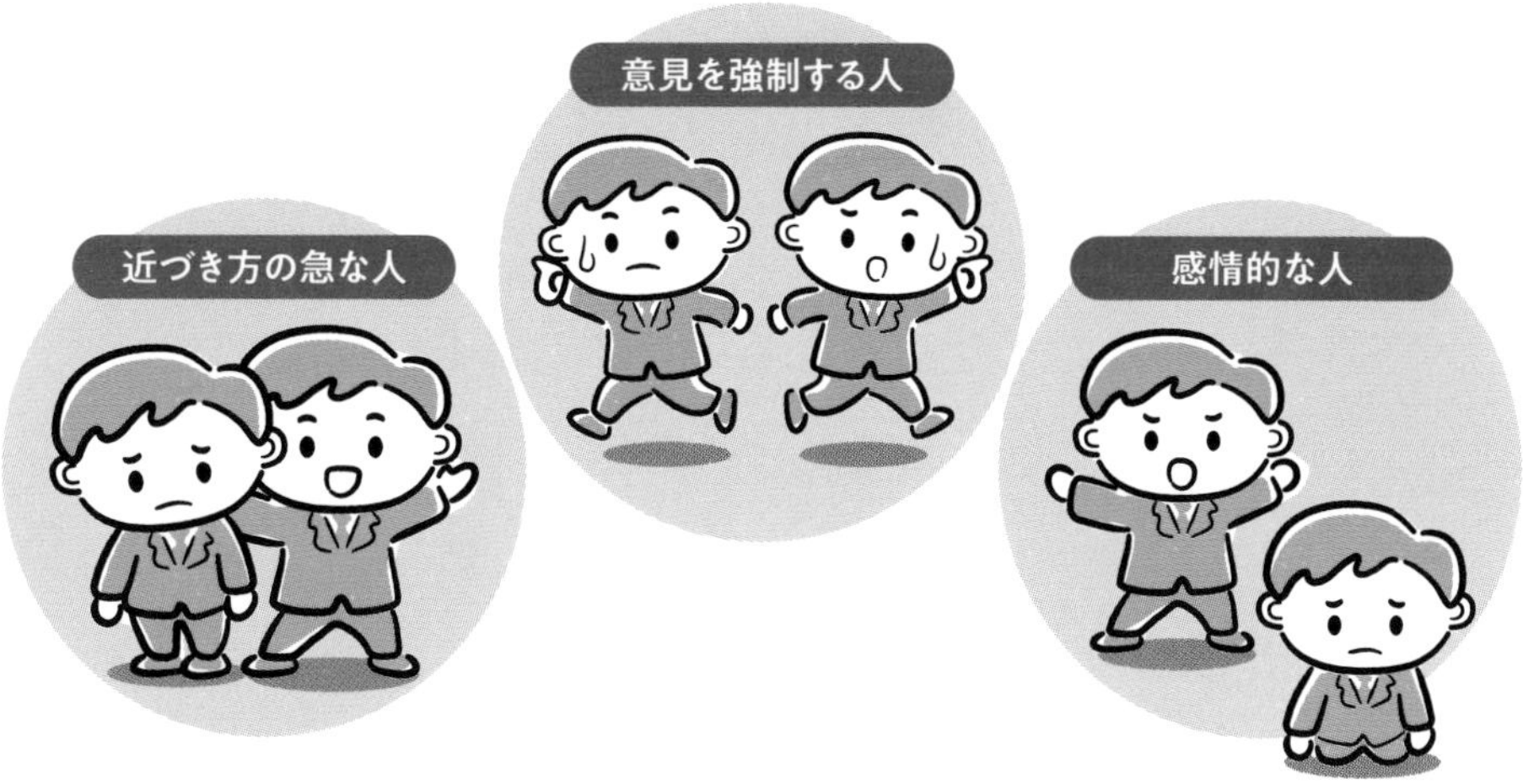
意見を強制する人
近づき方の急な人
感情的な人

気にしすぎる人の傾向とは?

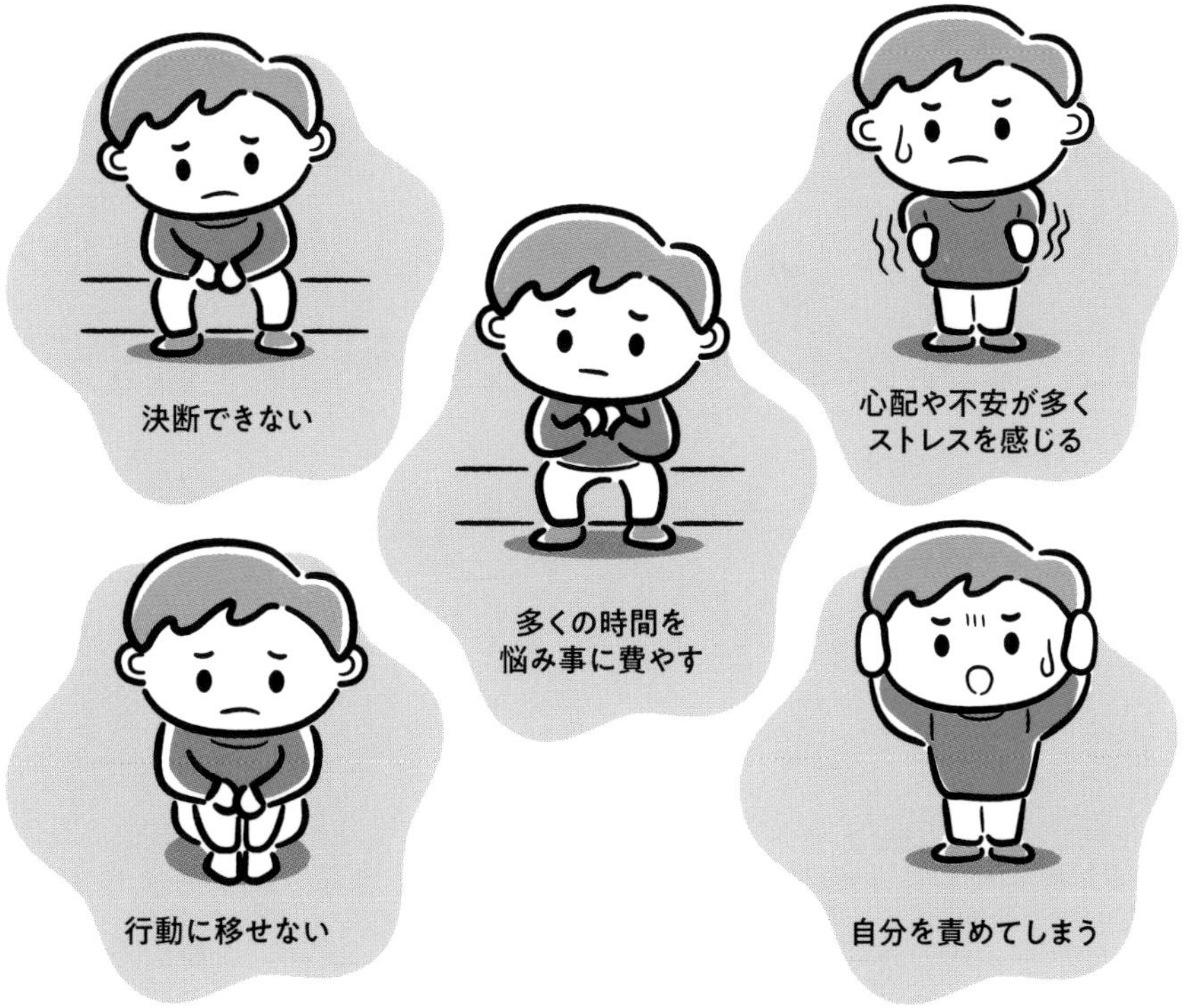
決断できない
多くの時間を
悩み事に費やす
心配や不安が多く
ストレスを感じる
行動に移せない
自分を責めてしまう

ストレス軽減のための生活をする❶ 〜人間関係・2

良好な人間関係を築くには自己肯定感が大切

人間関係が上手くいかずにストレスを抱える原因の一つは、自己肯定感の欠如です。

自己肯定感とは、ありのままの自分を受け入れて、肯定する感覚です。この感覚が乏しい人は自分のことも他者のことも優劣で判断してしまうため、良い人間関係を築くことができません。一方、自己肯定感が高い人は、自分と他者を比較しないため、自分のことも他者のことも尊重することができます。

自己肯定感を高めるには、まず自分自身を理解すること。その上でポジティブな思考や言動を心がけ、自分を褒める習慣をつけましょう。

一人で抱え込まずに相談しよう

人間関係でストレスを抱えているなら、コミュニケーション不足かもしれません。一人で抱え込むと問題が解決しないばかりか、どんどんネガティブになってストレスが溜まります。家族や友人、上司や同僚など身近な信頼できる人に思い切って悩みを相談してみましょう。話すことで気持ちが整理され、それだけでストレス解消につながります。また、相談することで自分では見つけられなかった解決の糸口が見つかるかもしれません。

相談できる人がいない時には、公共の相談窓口を利用するのも良いでしょう。

自己肯定感を高める習慣

自己肯定感を高めるには

自分自身を理解し、どのような場面や環境で
否定的な自己評価が生じるかを知ることが大切

- ☑ **自分自身を理解する**
- ☑ **自分の良いところや成功体験を思い出す**
- ☑ **ポジティブな思考や言動を心がける**
- ☑ **自分を褒める習慣をつける**

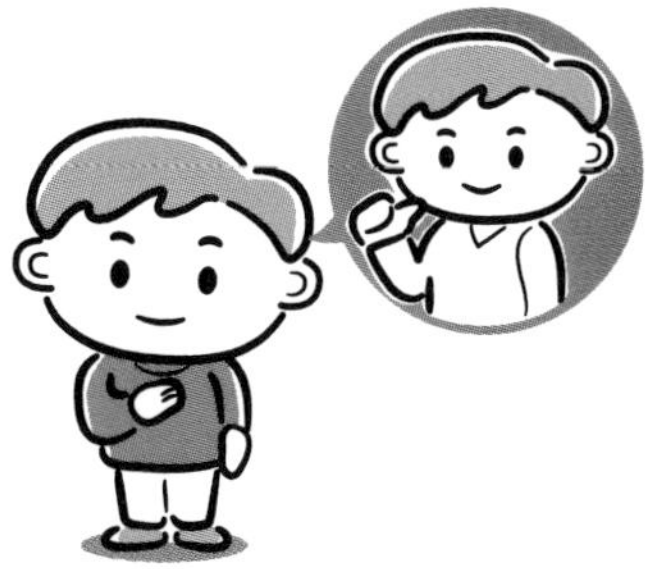

コミュニケーション不足による悪循環

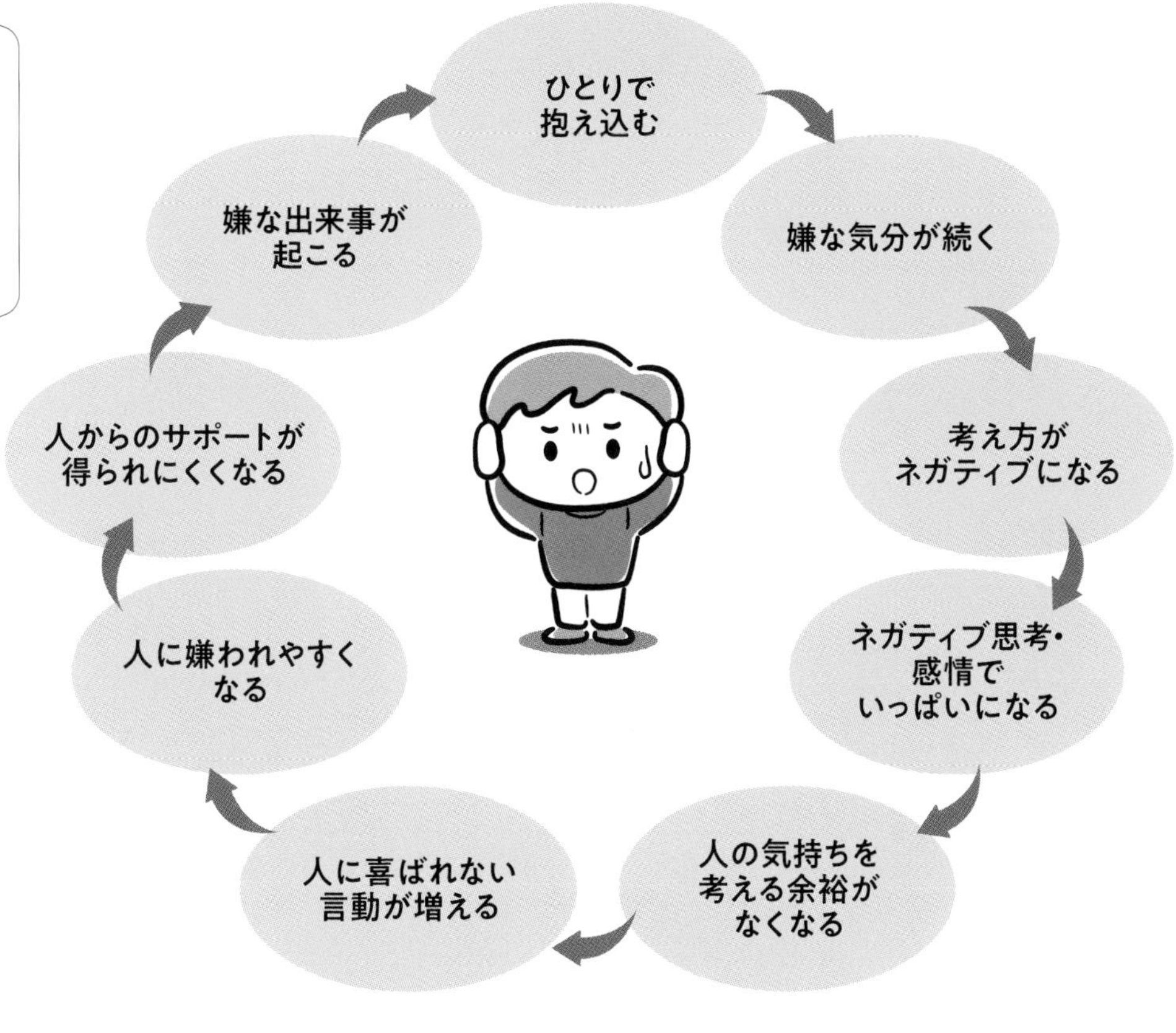
ひとりで抱え込む
嫌な気分が続く
考え方がネガティブになる
ネガティブ思考・感情でいっぱいになる
人の気持ちを考える余裕がなくなる
人に喜ばれない言動が増える
人に嫌われやすくなる
人からのサポートが得られにくくなる
嫌な出来事が起こる

改善する

ストレス軽減のための生活をする❷ 〜睡眠の質の向上・1

早寝早起きで生活リズムを整えよう

心と体は繋がっているため、睡眠不足は心身の不調を招き、ストレスの大きな要因になります。

良質な睡眠をとるためには、早寝早起きを心がけ、生活リズムを整えることが大切です。パソコンやスマホは睡眠ホルモンである「メラトニン」の分泌を妨げるため、就寝2時間前に使用をやめましょう。また、カフェインやアルコールも良質な睡眠を妨げるため、就寝前の摂取を控え、照明を落としてリラックスして過ごしましょう。また、朝はカーテンを開け、しっかりと日光を浴びると体内時計がリセットされ、生活リズムが整いやすくなります。

睡眠の質は体温が大事！入浴で快眠を

ストレスによって**睡眠の質が悪いと感じている人は、就寝2時間前に入浴しましょう。**

睡眠の質は「深部体温」と呼ばれる体の中心部の温度に左右されます。人間の身体は「深部体温」が下がることで眠気を感じるため、入浴によって一時的に体温を上げれば、その後徐々に体温が下がり、自然と眠りにつくことができます。

睡眠の質を向上させるなら、39℃〜40℃のぬるま湯に15分程度つかるのがポイント。ぬるま湯に浸かると副交感神経が働き、リラックス効果が高まるため、よりスムーズな入眠につながります。

就寝前のスマホはNG！ブルーライトの影響とは？

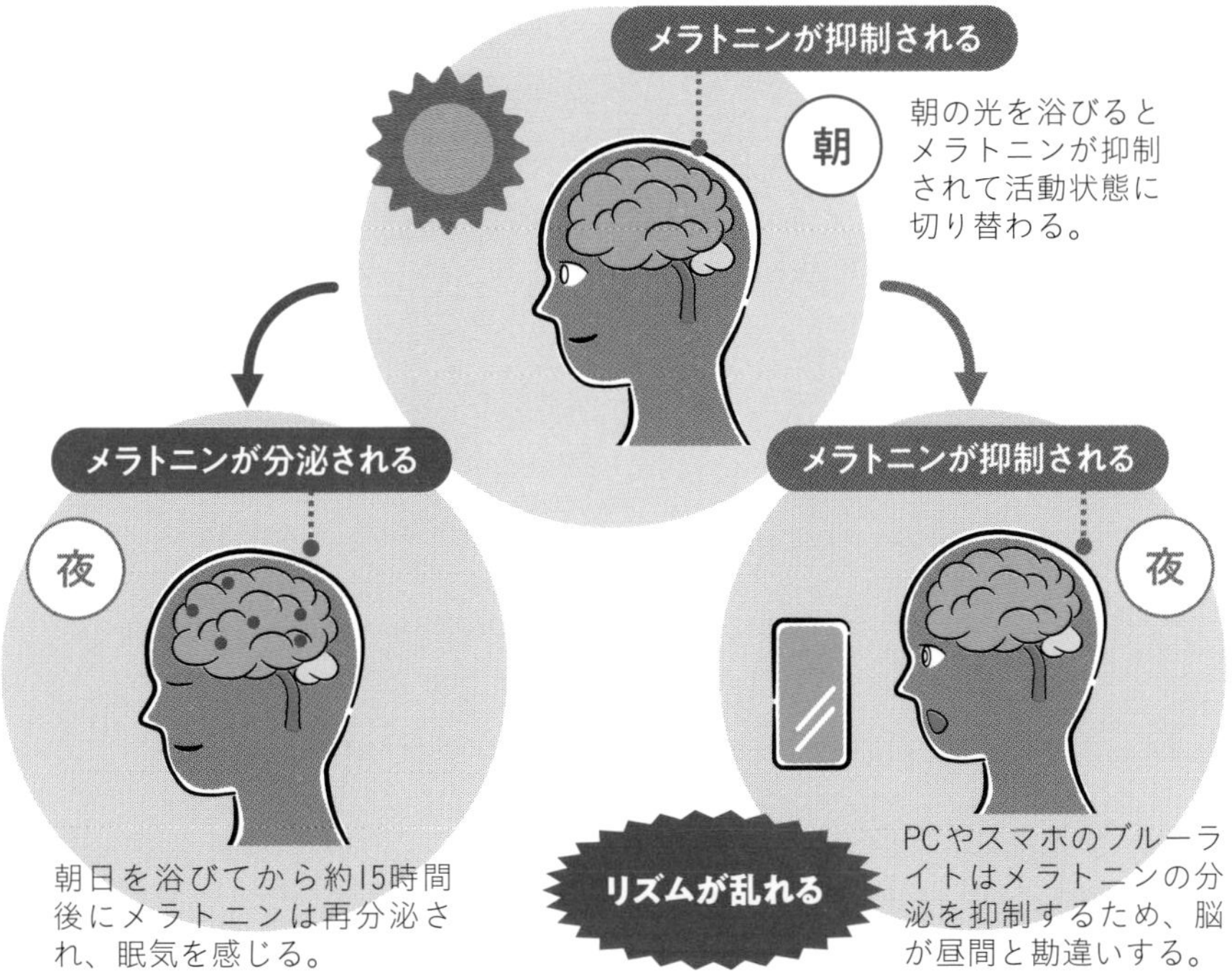
メラトニンが抑制される
朝
朝の光を浴びるとメラトニンが抑制されて活動状態に切り替わる。
メラトニンが分泌される
夜
朝日を浴びてから約15時間後にメラトニンは再分泌され、眠気を感じる。
メラトニンが抑制される
夜
リズムが乱れる
PCやスマホのブルーライトはメラトニンの分泌を抑制するため、脳が昼間と勘違いする。

深部体温と入浴の関係イメージ

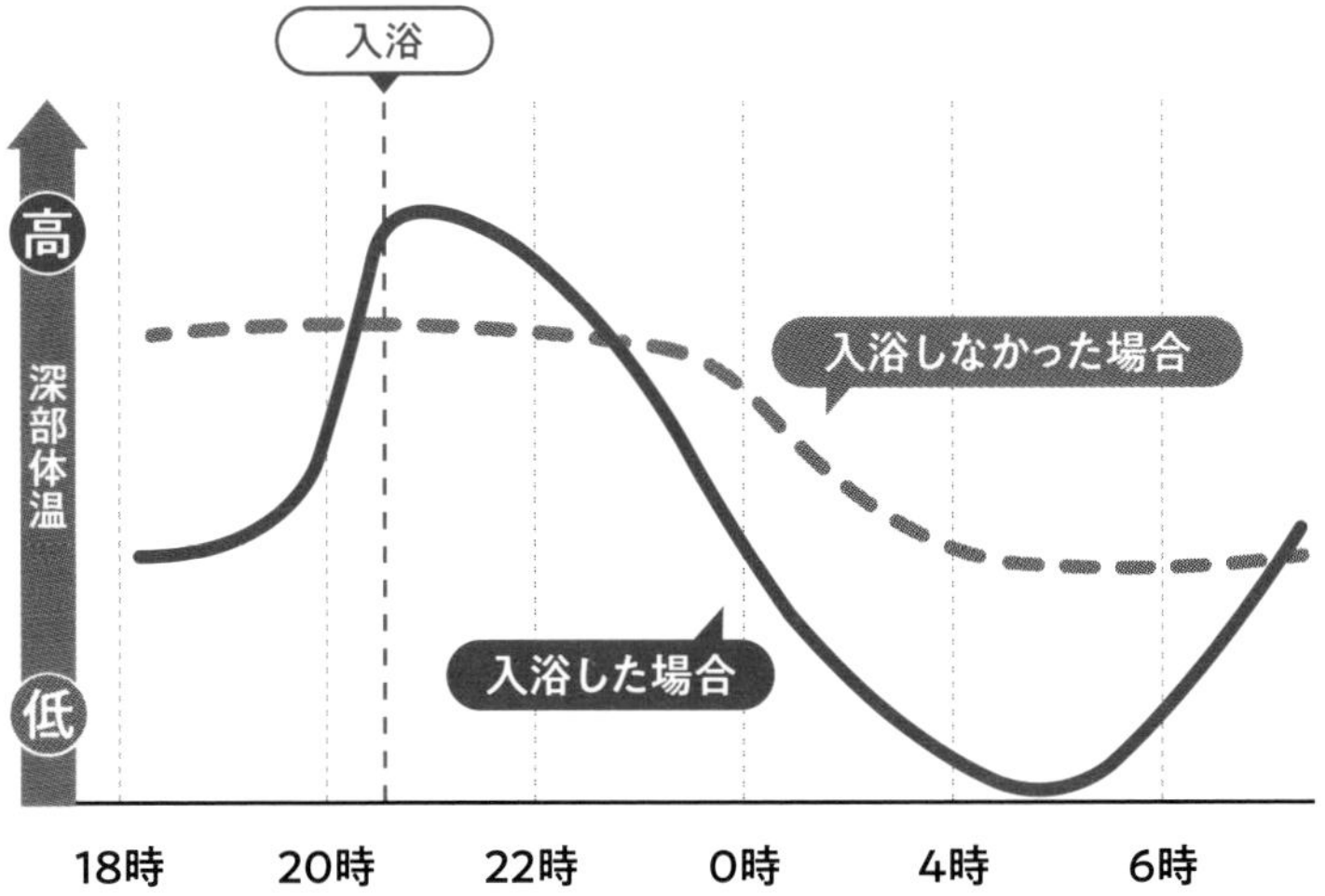
入浴
高
深部体温
低
入浴しなかった場合
入浴した場合
18時
20時
22時
0時
4時
6時

改善する

ストレス軽減のための生活をする❷

～睡眠の質の向上・2

寝具にこだわって睡眠環境を整える

ストレスを軽減するために睡眠の質を向上させたいなら、寝具にこだわるのも一つの手です。

快適な睡眠には、心地よい睡眠環境が必要です。照明を暗くし、騒音のない静かな環境で眠りましょう。また、室温は28度以下に保ち、寝具やパジャマも吸汗性に優れた肌触りの良いものを選びます。

寝具選びは固さも大切です。柔らかすぎるマットレスや敷き布団は、体重のかかる部分が深く沈み込むため、体温調節や血流の巡りを改善する役割がある寝返りを妨げます。枕は好みがわかれますが、自分が安眠できる固さのものを選びましょう。

就寝前は好きな音楽やアロマでリラックス

寝つきを良くしたいなら、就寝前に好きな音楽を聴いたり、リラックス効果のあるアロマを利用したりするのも効果的です。

脳を覚醒させるようなアップテンポな音楽は避け、リラックスできるスローテンポな音楽を聴きましょう。音楽には幸福ホルモンである「ドーパミン」の分泌を促す働きや、自律神経を整えてストレス解消する効果があります。

就寝前のアロマにはラベンダーがおススメです。ラベンダーは不安を軽減して心地よい眠りへと導いてくれるため、不眠にも高い効果を発揮します。

心地よい睡眠環境を整えよう!

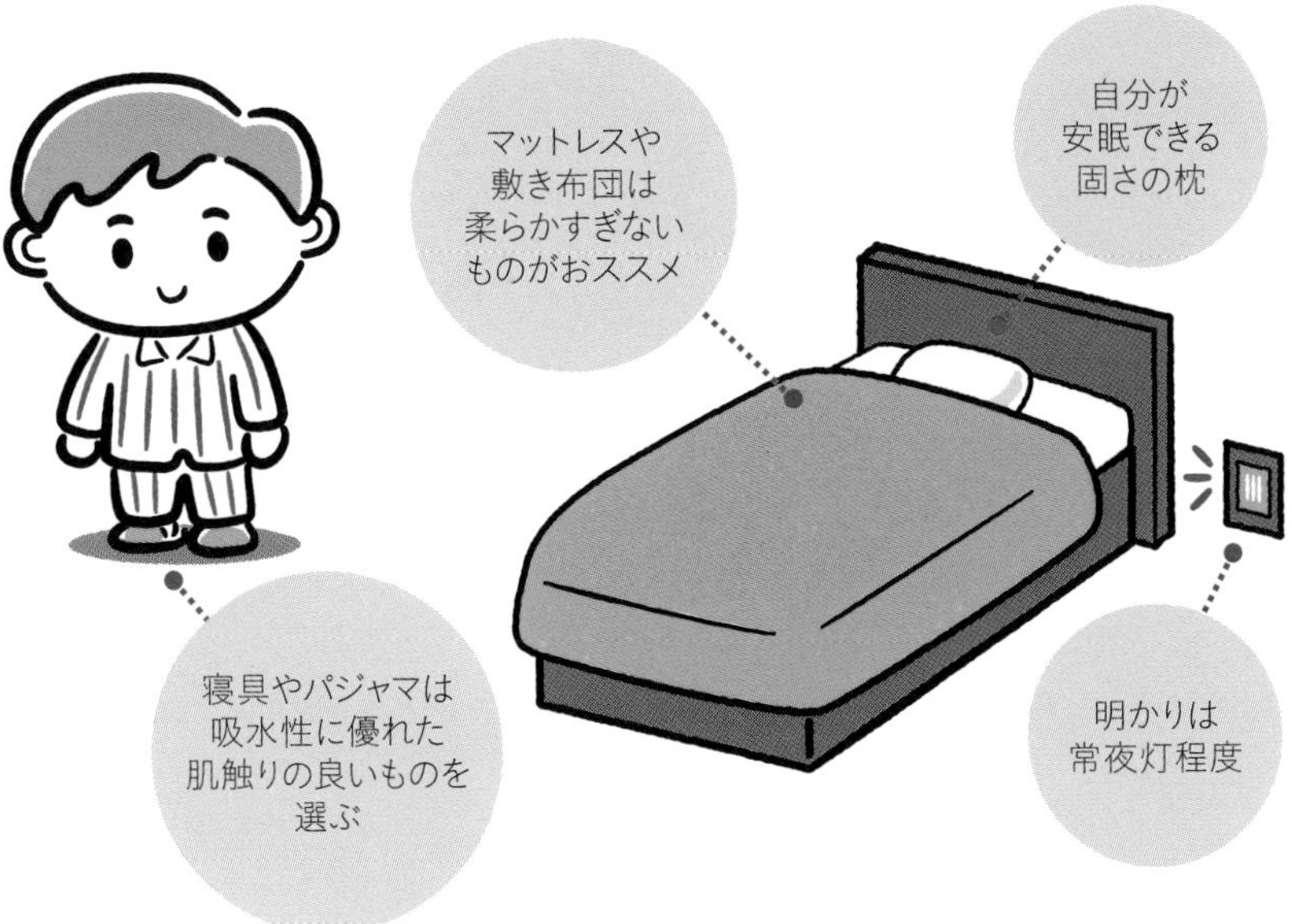
マットレスや
敷き布団は
柔らかすぎない
ものがおススメ
自分が
安眠できる
固さの枕
寝具やパジャマは
吸水性に優れた
肌触りの良いものを
選ぶ
明かりは
常夜灯程度

交感神経と副交感神経の働き

昼は交感神経が優位に働き、活動性が高まる。夜は副交感神経が優位に働き、入眠をサポートする

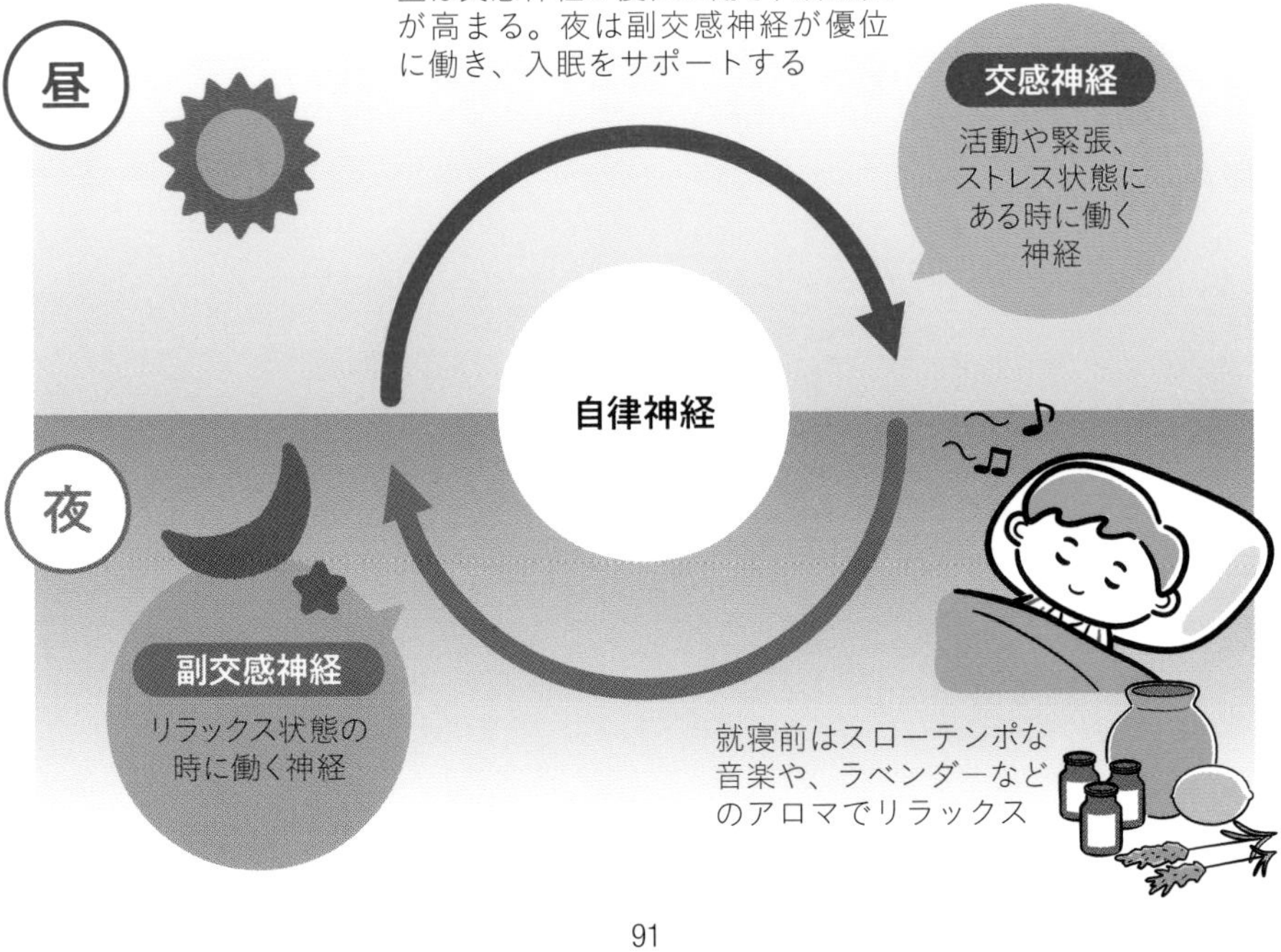

改善する ストレス軽減のための生活をする❸ 〜脳と瞑想・1

「セロトニン」がストレス解消に効く

ストレスを感じる人は、脳内の神経伝達物質である「セロトニン」不足かもしれません。**「セロトニン」は心のバランスを整え、幸福感をもたらすホルモンです。**「セロトニン」が不足すると自律神経が乱れ、イライラ感や集中力の欠如、意欲の低下や不眠症状をもたらします。

「セロトニン」を増やすなら、朝の過ごし方を見直しましょう。朝、網膜に光を取り入れると「セロトニン」が分泌されます。朝のウォーキングも効果的です。特に音楽を聴きながら行うと、脳がリズムに集中して「セロトニン」分泌効果が高まります。

現代人は慢性的な脳疲労！ 疲れた脳に休息を

「脳腸相関」（p13、p78〜p81参照）から、腸の不調改善には脳をリフレッシュする必要があります。

特に現代人は何かをしながらスマホを使用する「ながらスマホ」の習慣があります。これは大量の情報を常に脳へとインプットしている状態であるため、慢性的な脳疲労を引き起こします。

疲れた身体と同じように、疲れた脳にも休息が必要です。例えば、1時間に5分程度はスマホやパソコンを見ない時間を設けたり、目的なく歩いたりするのも効果的です。忙しい時にはゆっくりと深呼吸するだけでも脳をリフレッシュさせることができます。

幸福ホルモン「セロトニン」の役割とは?

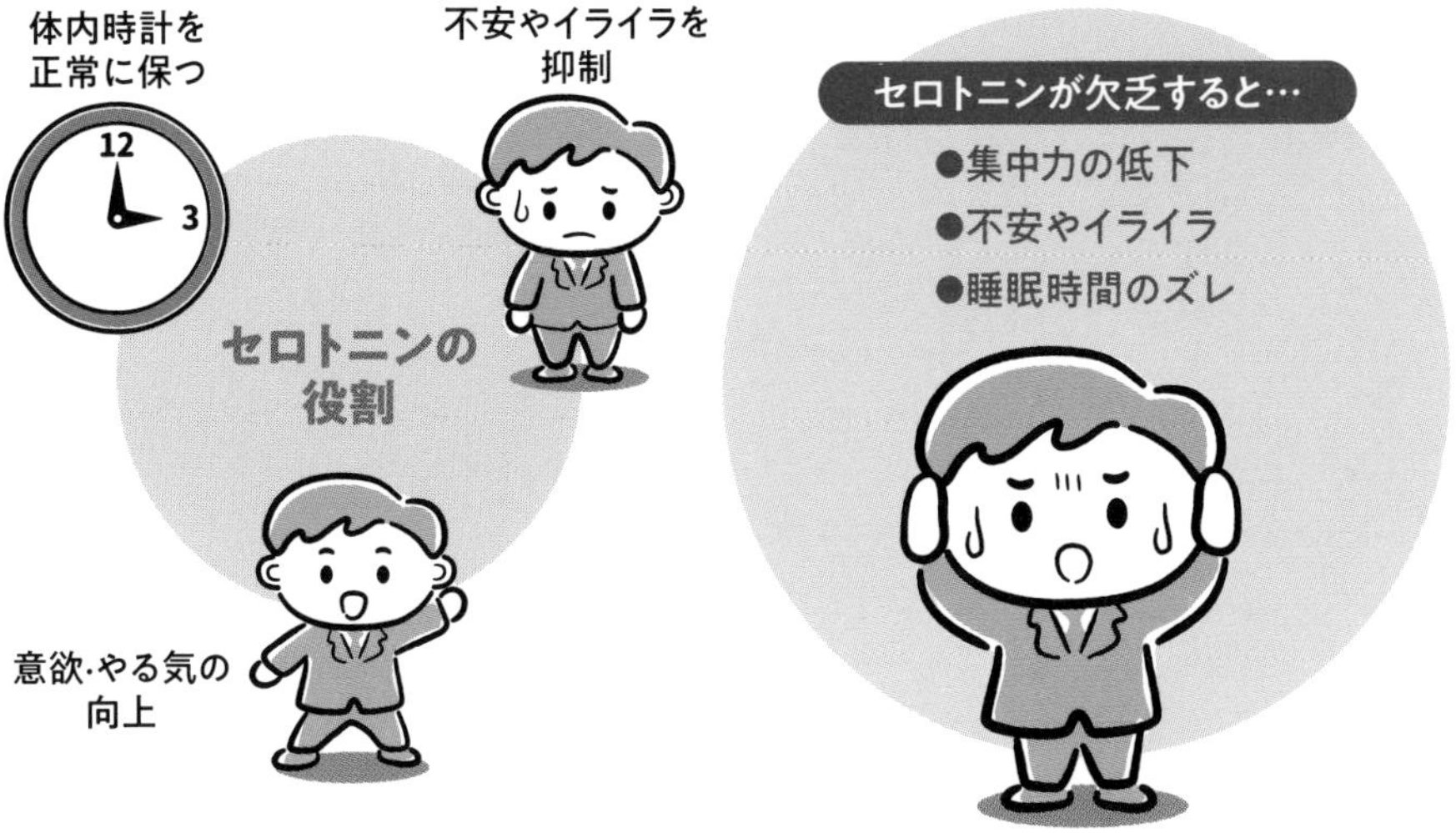
体内時計を
正常に保つ
12
3
不安やイライラを
抑制
セロトニンの
役割
意欲・やる気の
向上
セロトニンが欠乏すると…
●集中力の低下
●不安やイライラ
●睡眠時間のズレ

スマホによる「脳疲労」とは?

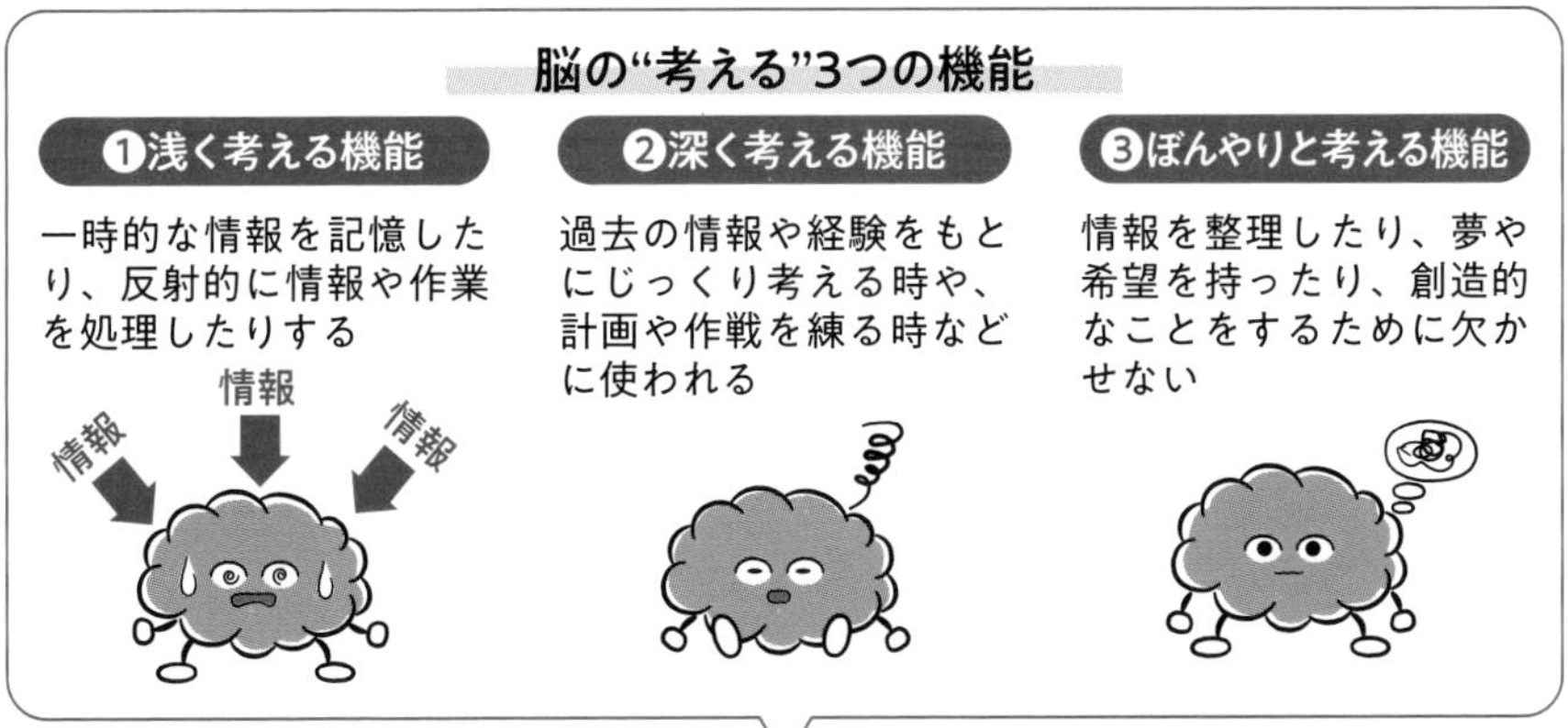

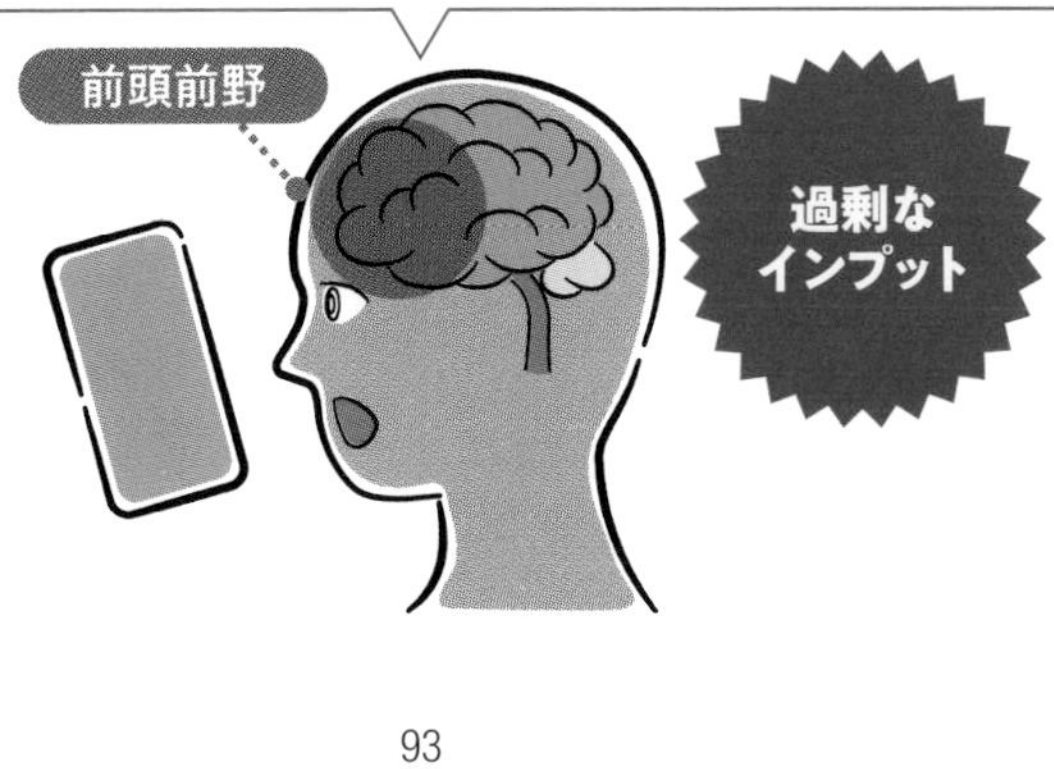

脳の“考える”3つの機能
❶浅く考える機能
一時的な情報を記憶したり、反射的に情報や作業を処理したりする

❷深く考える機能
過去の情報や経験をもとにじっくり考える時や、計画や作戦を練る時などに使われる
❸ぼんやりと考える機能
情報を整理したり、夢や希望を持ったり、創造的なことをするために欠かせない

前頭前野は状況によって①～③の機能を切り替える。スマホによる「脳疲労」は①の機能が疲弊し、②と③の機能が低下した状態。

改善する

ストレス軽減のための生活をする❸ ～脳と瞑想・2

瞑想の習慣化がストレス耐性を高める

脳の疲労を改善するためには、瞑想も効果的です。瞑想は幸福感を感じさせ、心のバランスを保つ役割を持つ「セロトニン」や「オキシトシン」などの脳内ホルモンの分泌を促し、ストレス耐性を高めます。

最もベーシックな瞑想方法は、静かに座って行う瞑想です。姿勢を正して静かに座り、呼吸の感覚に意識を向けて心身を落ち着けます。その後、思考や感情に「気づき」「手放す」という作業を繰り返します。

時間帯は朝起きた時や寝る前などリラックスした時間帯がおススメです。無理をせず、コツコツ続けることが大切です。

瞑想で脳の疲れをリフレッシュしよう！

脳の疲れは、ただぼーっとするだけでは回復しません。脳は何も考えていない時でも、インプットした情報を取捨選択しながら整理しているからです。**この状態を「デフォルト・モード・ネットワーク」と言います。**瞑想は「デフォルト・モード・ネットワーク」の活動を抑える効果があるため、脳をしっかりと回復させることができるのです。

「瞑想はハードルが高い」と感じる場合は、まずは座っている時や歩いている時、手を洗っている時などに心を落ち着かせて呼吸に集中してみるだけでOK。五感を研ぎ澄ませる練習から始めましょう。

座って行う瞑想の取り組み方

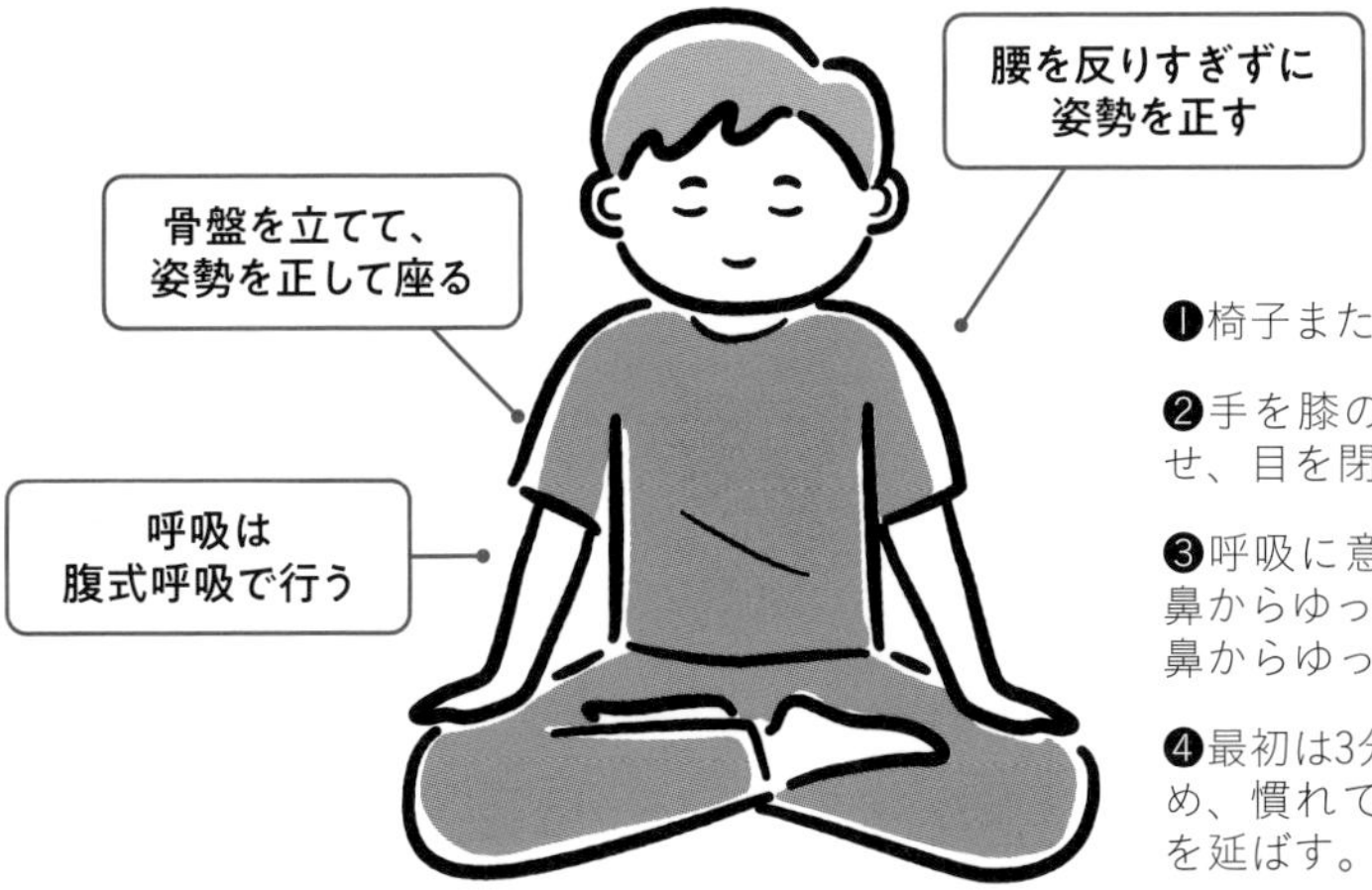
腰を反りすぎずに
姿勢を正す
骨盤を立てて、
姿勢を正して座る
呼吸は
腹式呼吸で行う

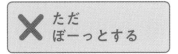

❶椅子または床に座る。

❷手を膝の上に軽くのせ、目を閉じる。

❸呼吸に意識を向け、鼻からゆっくり吸って、鼻からゆっくり吐く。

❹最初は3分程度から始め、慣れてきたら時間を延ばす。

ただ休むだけでは脳の疲れは回復しない!

○ 1日5分～10分 瞑想する	× ただ ぼーっとする

なぜ「瞑想」が脳の疲れをとるのか

↓

「瞑想」はDMN
(デフォルト・モード・ネットワーク)
という脳回路の活動を抑える効果があり、
脳の疲れを回復させる

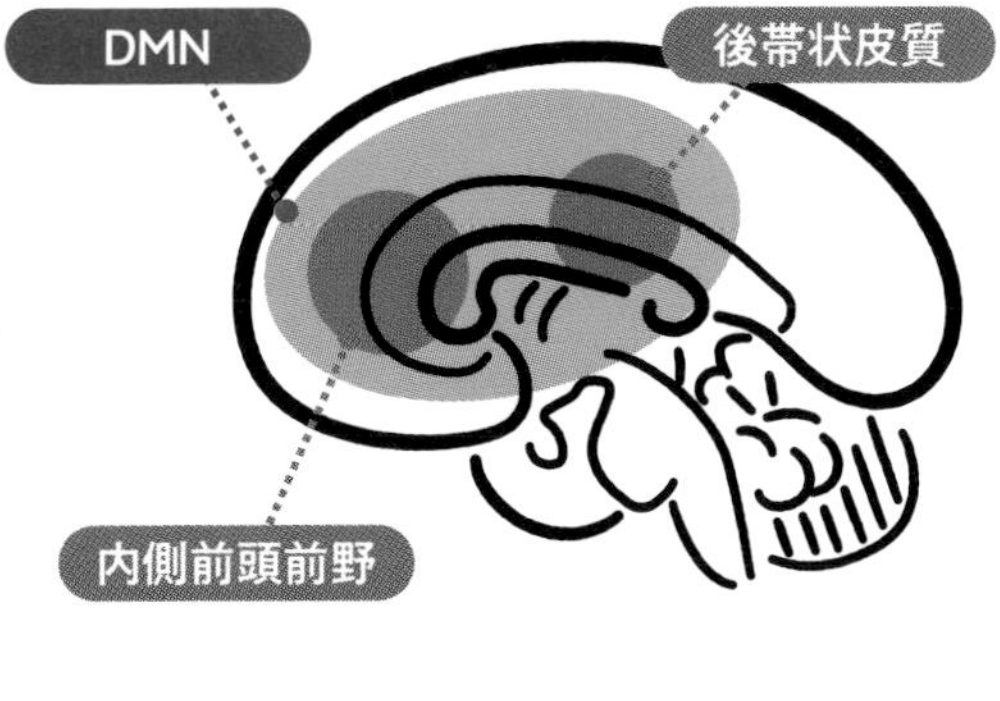

改善する

腸内環境をよくするためのカンタン体操❶

腰回し体操で腸のぜん動運動を活性化

腸内環境を整えるためには、腸内のぜん動運動を活性化させる腰回し体操がおススメです。

まず、足を肩幅に開いて立ち、左手で左肋骨の下（左わき腹の下）と、右手で右骨盤の上を掴みます。左右対角線上に便が溜まりやすい場所を掴むイメージです。次に大きく時計まわりに腰をフラフープを回す感じで回していきます。これを8回繰り返します。終わったら左右の手を入れ替え、今度は反時計まわりに8回腰を回していきます。

お風呂上がりや就寝前などに習慣化すれば、快便だけでなく腰痛改善効果も期待できます。

前屈が腸に効く

お腹周りの筋肉を鍛えながら、大腸を刺激して排便を促すカンタン体操を紹介します。

まずは肩幅に立ち、お腹上部の両脇を掴みます。次に、息を吐きながらゆっくりと背中を丸めて前屈していきます。これを8回繰り返します。次に、お腹中部を掴んで同じように前屈を8回行っていきます。最後にお腹下部を掴んで同じ動きを繰り返します。

ポイントは、指先だけで掴むのではなく、手のひら全体を使ってしっかりと掴むことです。

この体操は椅子に腰掛けて行っても同様の効果があるため、誰でも簡単に挑戦することができます。

ぜん動運動を活性化「腰回し体操」

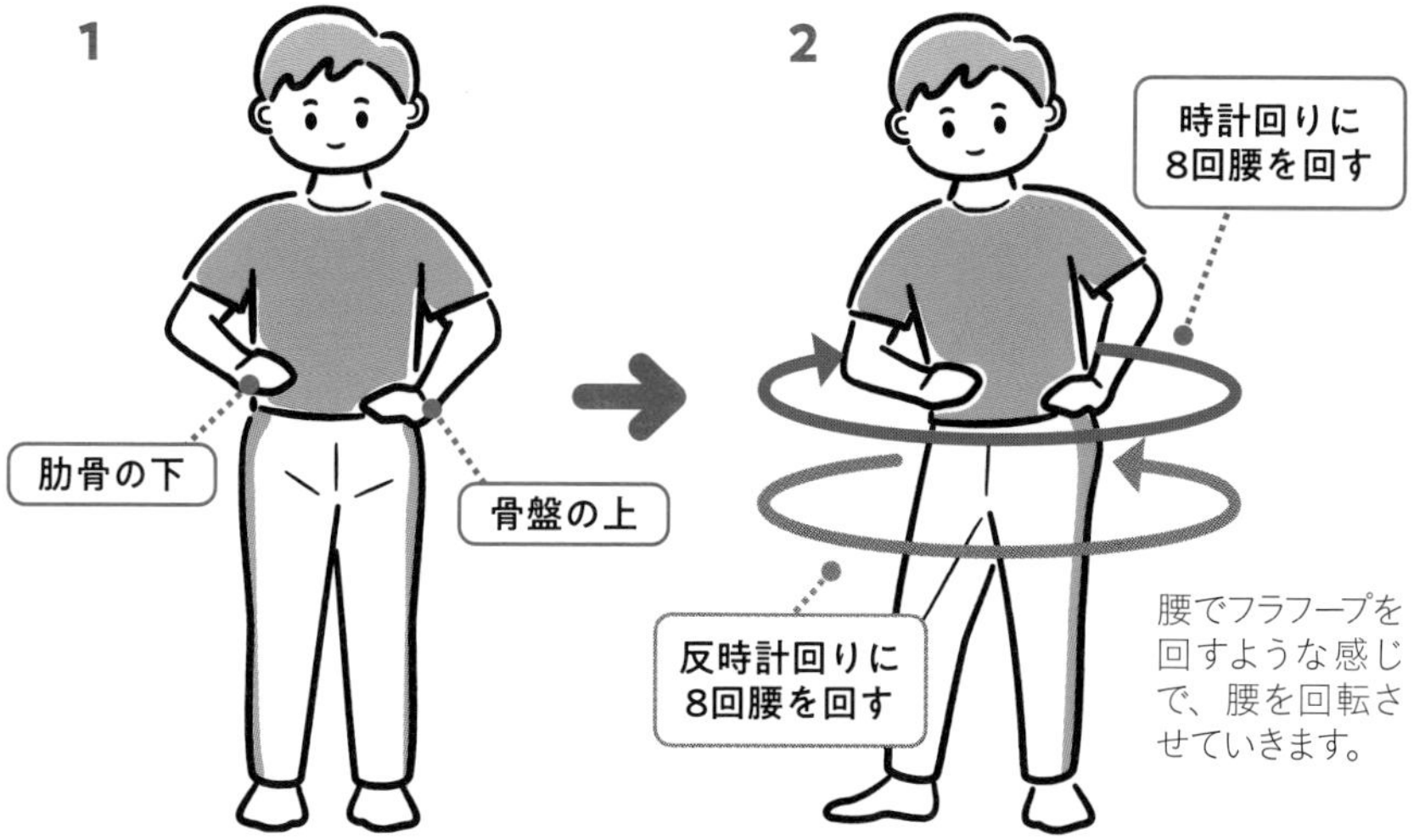

手を持ちかえて反対も同じ動作を行う。

腸に効く!「お腹を掴み前屈体操」

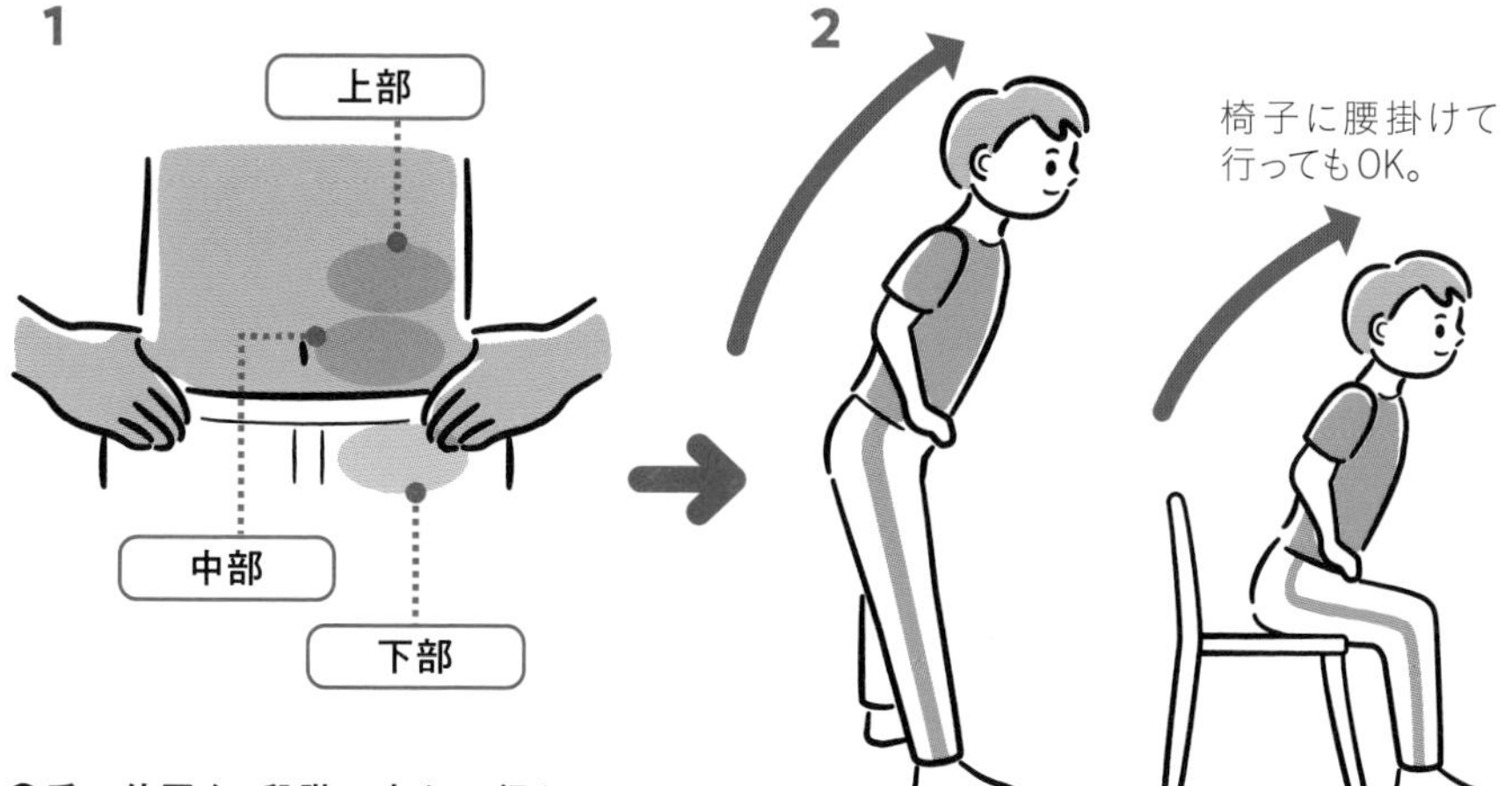

●手の位置を3段階に変えて行う

指先だけではなく手のひら全体でお腹をしっかりと掴む。

お腹を掴んだ状態で息を吐きながら背中を丸めて前屈する。

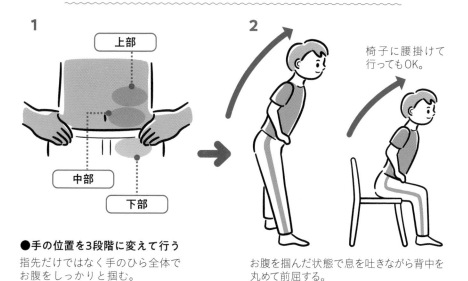

改善する

腸内環境をよくするためのカンタン体操❷

カンタン膝抱え体操で無理なく腸活

カンタン膝抱え体操は、腸を刺激してお腹のガス溜まりを解消し、排便を促します。

まず、仰向けになって両膝を軽く曲げます。次に鼻からゆっくりと息を吐きながら、太ももを胸の方に引き寄せ、両腕で膝を抱えます。頭を少し上げて太ももをお腹に押し付けるようにして、お尻を持ち上げましょう。この状態で5回深呼吸します。終わったら体を元に戻し、同じように繰り返します。

両脚を同時に引き上げることが難しければ、片脚ずつ行います。また、首に不安がある人は、頭を上げずに行いましょう。

座ったまま・寝たままOK！お腹ひねり体操

便秘や腹部のガスだまりを改善する「お腹ひねり体操」は座っても寝たままでも実践できる体操です。

まず、イスに浅く腰掛け、足を肩幅程度に開きます。次に正面を向いて背筋を伸ばし、ゆっくりと息を吐きながら上半身をひねります。この時、お腹からひねることを意識しましょう。同じように反対側も行います。これを左右3回行いましょう。

寝たままで行う場合は、仰向けになり、両足を揃えて膝を立てます。ゆっくりと息を吐きながら膝を片側に倒します。肩が床から離れないように注意しましょう。反対側も同様です。これを左右3回行います。

無理なくカンタン「膝抱え体操」

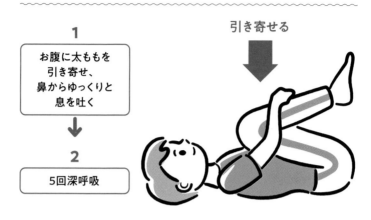

1

お腹に太ももを
引き寄せ、
鼻からゆっくりと
息を吐く

↓

2

5回深呼吸

ひねりが腸を刺激「お腹ひねり体操」

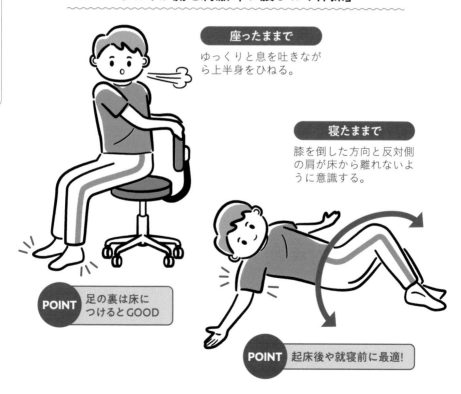

座ったままで

ゆっくりと息を吐きながら上半身をひねる。

POINT 足の裏は床につけるとGOOD

寝たままで

膝を倒した方向と反対側の肩が床から離れないように意識する。

POINT 起床後や就寝前に最適!

改善する
腸内環境をよくするためのカンタン体操❸

スムーズな排便を目指すならお相撲さん体操

お相撲さんが四股を踏む時の姿勢で、肛門周りの筋肉や下半身全体の筋肉を鍛え、スムーズな排便を目指しましょう。

まず、両脚を大きく開いて立ちます。次にゆっくりと膝を曲げ、なるべく深く腰を落とします。股関節を開くイメージです。ふらつきやすい場合は、椅子の背もたれなどに掴まりながら行いましょう。そのまま10～15秒間キープします。

可能なら、ひねりを加えるとさらに効果的です。右肘を右ももに乗せ、体をひねるようにしてゆっくりと腰を落としましょう。

肛門周りの筋肉を鍛える！お尻持ち上げ体操

お尻持ち上げ体操は、筋力が弱いと最初は大変ですが、続けることで少しずつできるようになります。

まず、仰向けになり両足を肩幅に開いて膝を軽く曲げます。両腕は体の脇に伸ばして、手のひらを床につけましょう。次に、肩から膝までが一直線上になるようにお尻を持ち上げます。この時、肛門を締めることを意識しましょう。その状態で3～5回深呼吸。終わったら、ゆっくりと背骨の上部からお尻を下ろします。これを3回繰り返します。

コツは腰からしっかりお尻を持ち上げること。両肩が床から浮かないように注意しましょう。

四股の姿勢がポイント「お相撲さん体操」

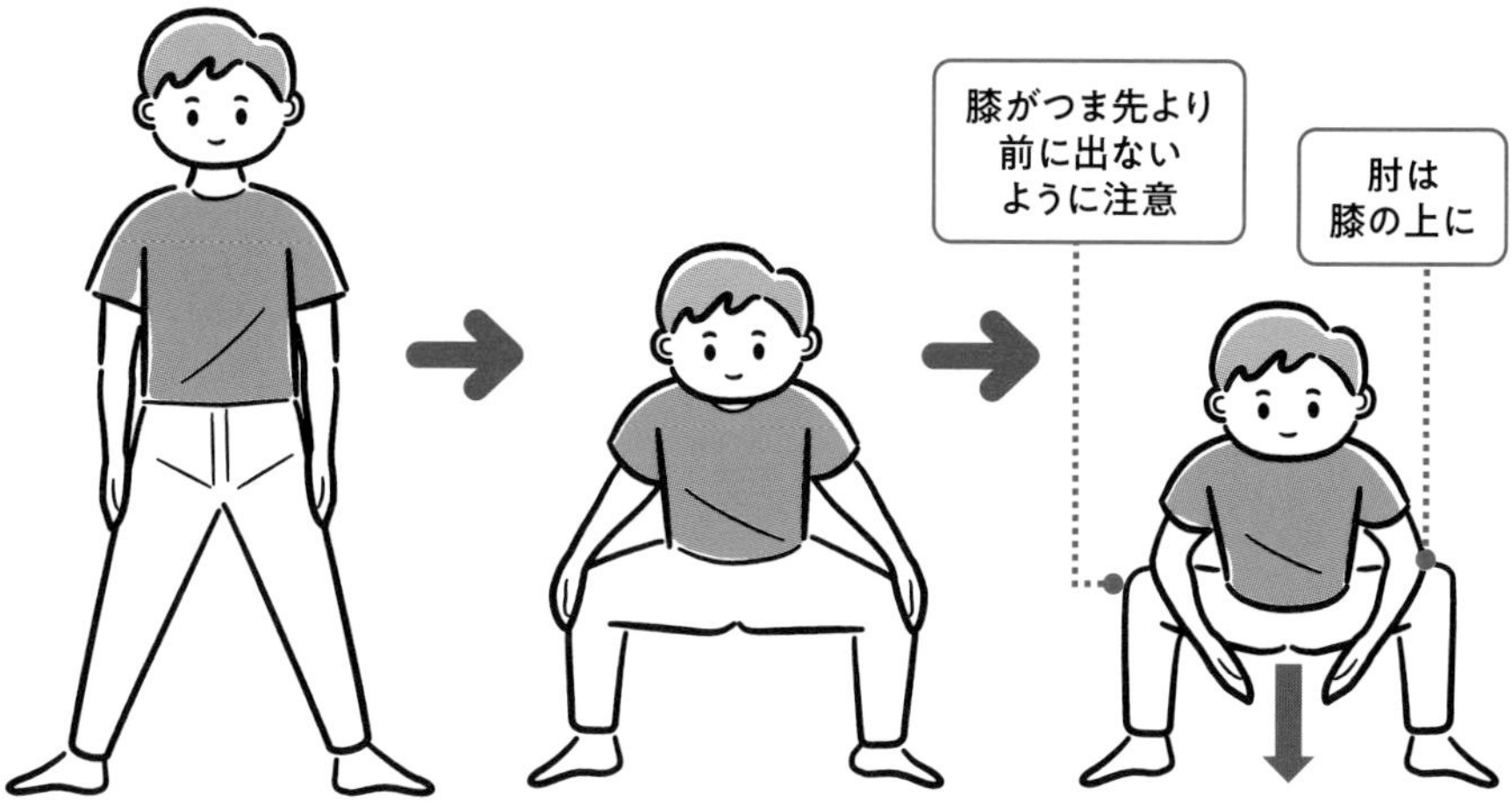

1
両脚を大きく開いて立つ。

2
ゆっくりと膝を曲げ、
腰を落とす。

3
股関節を開くイメージで
10秒程度キープする。

「お尻持ち上げ体操」で肛門周りの筋肉を鍛えよう

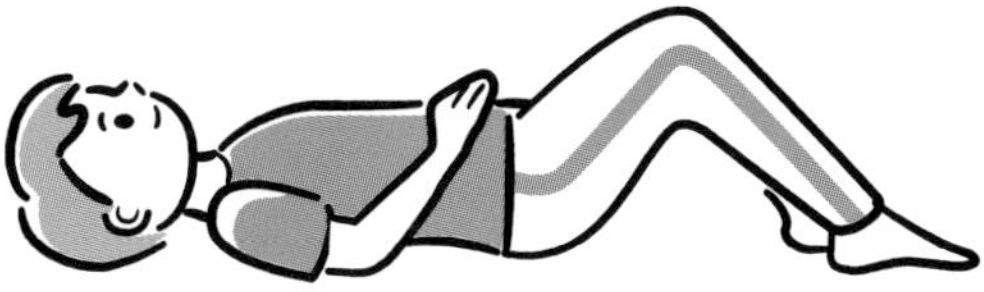

1 仰向けになり、両足を肩幅に開いて膝を軽く曲げる。

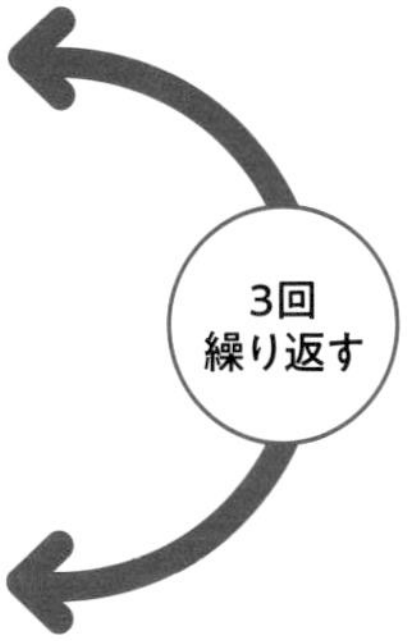

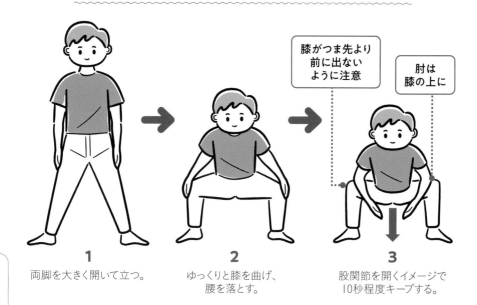

POINT 肩から膝までが
一直線上になるように
意識する

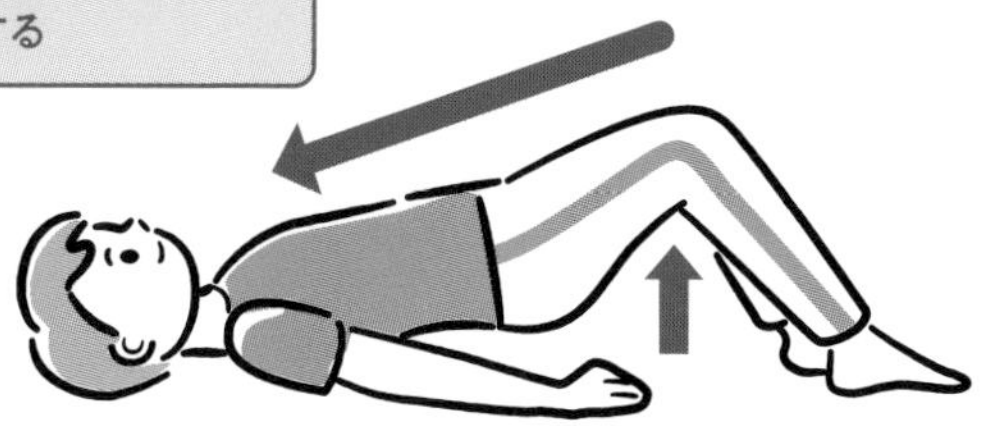

2 両腕の手のひらを床につけ、肛門を締めながらお尻をゆっくり
と持ち上げる。そのまま3〜5回深呼吸をする。

Special Column

ＩＢＳの治療方法のひとつ・簡易絶食

本書監修・大井秀久

ＩＢＳの治療がなかなかうまくいかないとき、私の実施している治療が入院してしばらく（１週間くらい）絶食し、点滴のみを行う治療法です。

ＩＢＳはストレスなど精神的な障害から消化器症状をきたしている状態、つまり、脳腸相関により引き起こされた病態です。

そこで、この病気に対しては、腸に対する治療と精神的なもの、つまり脳に対する治療の両方が必要です。腸に対する治療は、食事をとらないで腸を休ませることが一つの方法です。脳に対する治療は、ストレスの解消が必要です。職場や学校での生活環境がストレスになっている場合や仕事や受験勉強などがストレスになっている場合があります。また、食事をとると症状が出現するため、食欲がなく、食事すること自体がストレスになっていることもありますが、それを自覚していないこともあります。

そこで、一時的に食事することを中止し、腸の安静を保ちつつ、ストレス下の生活環境を変えることが諸症状の改善につながります。

入院生活は一種の集団生活なので、ある程度自由は束縛されますが、症状の続く日常から離れて、また、何がストレスなのか考えるきっかけになります。

食事は、食事に対する本人の不安が完全に消えた状態、つまり、「食べてみようか」でなく、「是非食べたい」「食べさせてほしい」と感じたタイミングで開始することが大切です。入院中の適度な運動も大切です。適度な運動をして規則正しい食事、十分な睡眠時間といったライフスタイルの変容はＩＢＳ症状を改善すると言われています。

最近、ネットなどでよく言われている、短期絶食療法も同様の効果を期待するものだと考えられます。

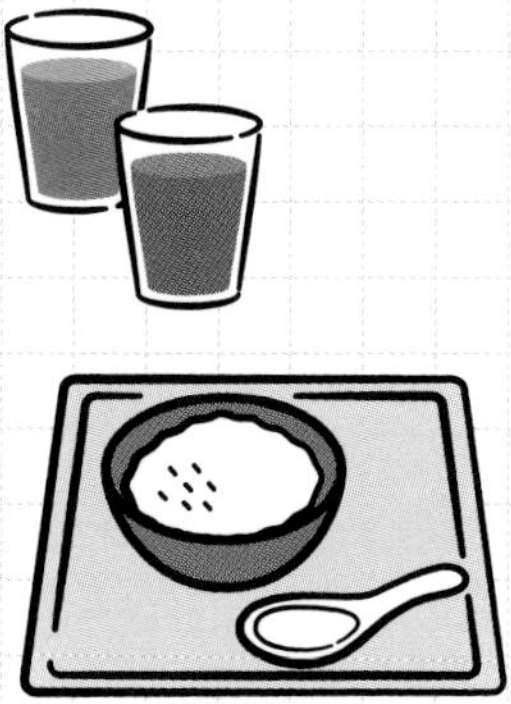

第5章

お腹と腸の悩み解決のための様々なヒント

ここでは、本誌監修の大井秀久先生のお話と、
お腹のことで日頃悩むドライバーの方々のための情報を掲載しました。
30年以上にわたってお腹の具合の悪い患者さんを
診断してきた大井先生のお話の中には、
お腹に悩む方にとってのヒントがたくさんあるはずです。

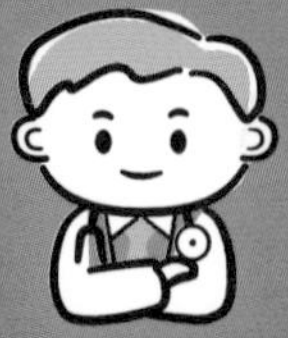

本書監修／大井秀久

私が腸に興味を持ったキッカケ

私が腸に興味を持つようになったきっかけは、実はもともと私自身がＩＢＳだったからです。多かれ少なかれ皆さんも経験したことがあるかと思いますが、私も子供の頃から人前で緊張するような場面で、お腹が痛くなるなどの症状がありました。小学校高学年のときに下痢が続いた時期があって、一度検査を受けたことがあります。その時には下痢の原因が分からなかったのですが、症状は強くなったり、少し良くなったりの繰り返しでした。そんな経験もあって、医師になった時には消化器を専門にしようと思っていました。また、私が医師になった40年ほど前は胃カメラや大腸カメラ、消化管のレントゲン検査自体が誰でも出来るものではありませんでした。その手技の技術力、画像の読影力によって病気の発見率が左右されてしまう時代でした。そのような技術力を自分のものにしたいというのも消化器（特に腸）を専門にしようと思った理由の一つです。

医師になった最初の頃は早期がんの発見を研究チームみんなで取り組んでいました。当時は胃がんや大腸がんの検査を中心に行っていて、早期がんの発見数も県内有数の研究チームでした。

私がＩＢＤ、ＩＢＳに関わるようになった経緯

腹痛や血便などの症状で病院を受診した患者さんに対して、大腸カメラなどの検査をします。潰瘍や、ただれなどの病変を発見すると、その部位の細胞の検査をすることになります。その結果でがんと診断されれば、手術などその病変に対する治療をします。しかし、がんと診断されず、炎症によるものと診断されることがあります。その中で慢性的に症状が続く患者さんがＩＢＤの診断となります。このような患者さんの数が徐々に多くなり、その治療を担当する機会が多くなったのが、私がＩＢＤに関わるようになったきっかけでした。

クローン病については、今では患者さんが全国で４万人ですが、１９７６年に難病申請している患者さんは全国で128名、私がＩＢＤの治療に関わるようになった１９８５年頃は確定診断されていたのは鹿児島県内でもまだ15人くらいでした。治療法の知見を得ようと、外科の学会にも顔を出したりしながら手探り状態の中で必死に勉強したのを覚えています。１９９３年に画期的な薬が出来てからはＩＢＤに対する医師の関心も高くなって検査技術も向上し、診断が比較的早期につくようになり、治療法も徐々に確立されてきました。今では、クローン病も潰瘍性大腸炎も腸を切除しないとならなくなる症例はやや少なくなっています。

しかし、今度は検査しても特に異常がなく、がんともＩＢＤとも診断できない患者さんがいます。神経性胃炎とか、過敏性腸炎とか診断され、患者には気のせいだからほっとくようにと特に治療しませんでした。しかし、腹痛や下痢などの症状が強く、社会生活ができない患者が多くなり、何とかしなければ…と考えたのがＩＢＳに取り組もうと考えたきっかけです。

ＩＢＤやＩＢＳの症状にはストレスもかかわっており、患者数も当時と比べるとかなり増加しているのに医師は足りていないのが現状です。この疾患を治療する医師を増やしていくことも今後の課題だと思っています。

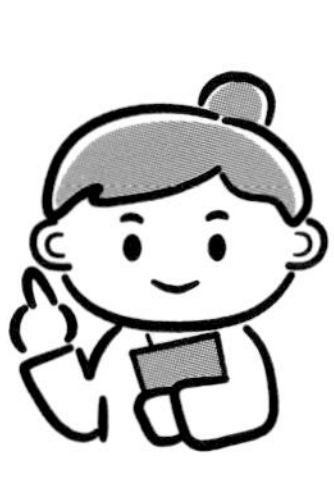

ＩＢＳだと思った時の行動と心構え

自分がＩＢＳかなと思ったら、ｐ24のフローチャートにもあるように、まずしっかりと器質的病変（腸にがんや潰瘍、炎症所見）のないことを確認する検査を受けることが大切です。そのような病変がなかった時、「検査で異常ないから大丈夫です。」とだけ説明し、特に治療の必要性はないと説明されてしまいます。ＩＢＳは検査をしても異常がないことが特徴の病気なので、患者さんに症状はあるのに病気ではないと診断されてしまいＩＢＳであることが見逃されてしまうケースです。その中で、がんや潰瘍がなくても症状が出る病気があることを診断をしてくれて、症状を認めてくれる医師を探すことがまずは重要な行動です。ＩＢＳの治療について十分に納得のいく説明がなかったら、別の医療機関を紹介してもらうといいと思います。

次に大切なことは、そのような医師に出会ったら、心から信頼をすることが大切な心構えです。ＩＢＳの治療は長くかかることが多く、症状の改善は一進一退のことが多いです。このようなときに治療がうまくいっていないと考え、別の医療機関を受診してしまいがちです。しかし、そこでも同様なことになり、また繰り返すという、「ドクターショッピング（医療機関を次々と受診すること）」にならないようにする必要があります。治療効果は一進一退であることを理解し、医師としっかりした信頼関係の出来ている方は治療が上手くいくことが多いです。

また、治療を進めていく中で「自分はこれでよくなるんだ」と自分自身を信じることも治療をしていく上で大切な心構えです。ＩＢＳの治療は医師や薬の力だけでなく、患者さん次第で治療に必要な期間が変わってきます。ＩＢＳや自分自身に対する理解が進んでいる患者さんは症状が良くなるのも早い傾向にあります。反対に、医師との信頼関係を構築できずに、自分は重い病気なんだと思い込んで治ることを信じられない患者さんは治療が上手くいかないことも多いです。

ＩＢＳは短期間ですぐに治るような病気ではなく、二歩進んで一歩下がるような感覚で長期的な目線を持って治療に取り組んで下さい。相性の良い医師と上手くマッチングして、その医師を信用すること、心の持ちようで症状に変化があり、良くなったり悪くなったりを繰り返す病気なんだということを患者自身がしっかりと理解することが大切です。

ＩＢＤだと思った時の行動と心構え

腸を知るのフローチャートでＩＢＤも可能性があると考えた時には、ＩＢＤの専門機関できちんとした診断をうけて治療を開始する必要があります。まずはクローン病なのか、潰瘍性大腸炎なのか、病変の範囲はどうなのか、重症度はどの程度なのかという診断を受ける必要があります。またＩＢＤは完治の難しい病気なので、ホームドクターを見つけて主治医と長く付き合っていくという心構えが大切です。

私の患者さんの中にも、高校生の時に診察を始めて現在は50代になっている30年以上付き合いがあるという方もいらっしゃいます。このように若年で発症することが多く、特にそういう方は受験、就職、結婚、出産など人生の大きなイベントに応じた治療法の選択が必要です。近年、種々の治療薬が開発され、治療の選択肢が広がりました。最近は治療するにあたり、「治療法が複数ある」「治療の確実性が低い」という病気の特性上、近年ではＳＤＭ（Shared Decision Making＝共同意思決定の略）というコミュニケーションプロセスが主流になっています。医師と患者のどちらか一方の意見だけを尊重するのではなく、〝お互いに話し合いながら治療方針を決めていきましょう〟という考え方のことです。そのため明確な治療法というものはなく、患者さんと医師が一体となって治療を進めていきます。治療をしていくにあたって大切なことはやはり、患者さんと医師の信頼関係の構築です。ＩＢＤは発病から治療方針、その後の経過まで人によって様々です。指定難病と聞くと身構えてしまうと思いますが、医師との信頼関係を築いて自分にあった治療法を見つければ治療が上手くいくケースも多いです。一生をかけて付き合っていく必要がある病気なので、ＩＢＳの治療以上に患者さんと医師の信頼をしっかり厚くしていくという心構えが大切です。信頼できる医師を見つけて、病気と上手く共存し毎日を前向きに過ごしていっていただきたいと思います。

ＩＢＤやＩＢＳ治療に最適な医師の選び方

ＩＢＳの治療には数か月単位、一年以上の期間が必要となることがあります。がんや潰瘍などのいろいろな検査で異常がないときに、症状を聞いてくれる医師を見つけることが大切です。医師を選んでいく基準として、まずは病院や医師にもそれぞれ専門分野があることを理解することが大切です。例えば消化器内科を専門としている病院の中にも腸を専門としている医師もいれば、他の臓器を専門としている医師もいます。その中でも特にＩＢＳを専門としている医師を見つける基準としては、診察をしていく中であなたがＩＢＳという病気であると認めてくれるということが大切です。

ＩＢＳという病気の特性上、検査をしても腸に異常が見られません。異常が無ければ病気ではないと医師は考えますが、それで診断が終了してしまうと下痢や便秘、腹痛などの症状はあるのに原因が分からないということになってしまいます。そこでＩＢＳという病気があることを医師に認めてもらって、ＩＢＳに対する理解を患者自身が深めていくことが治療の第一歩になります。

ＩＢＤは患者さんの数は増えてきているとはいえ、慢性胃炎や便秘症から比べると患者数は少なく、難病といわれる病気です。ＩＢＤ治療に精通した医師に治療を受けることが大切です。また、現時点は完治することが少ないため、症状、病変の改善を目指して長期間の治療が必要です。人によっては数十年の付き合いになる可能性も、ホームドクターとして一生の付き合いとなることも珍しいことではありません。そこで、医師との相性を特に重視し、しっかりとした信頼関係を構築していけそうかどうかということを基準に医師を選んでいくことをオススメします。

なぜＩＢＤ患者は増えたのか？

ＩＢＤ患者が増えたはっきりとした理由は分かっていませんが、私たちの生活環境が変わったことが大きな理由のひとつだと考えられています。実はＩＢＤ患者はオリンピックが開催されてから右肩上がりに増えてきています。特に日本、中国、韓国はオリンピックが開催され下水道が完備されて、都市化が進めば進むほど患者数が増えてきているというデータがあります。要因の一部だとは思いますが、あまりに過衛生的な環境でないことはむしろ人体にとっては良かったのかもしれません。世の中が便利で綺麗になっていく一方で、昔は意識しなくても身についていた免疫寛容免疫システムが体内の異物に対し、排除するのではなく受け入れること）が自然と身につきづらくなってきているのも事実です。

また、動物性脂肪の摂取量とＩＢＤが増加とは関連しているともいわれています。日本の食生活が急に欧米化したことも一因かもしれません。腸内細菌の項にもありますが、食物繊維を十分に摂らなくなったこと、日本食の味噌、醤油など発酵食品を摂らなくなったことも要因といわれています。

ＩＢＳ・ＩＢＤ　私の臨床事例から

15年くらい前に治療したＩＢＳの患者さんの紹介をします。当時バス通学をしていた高校生でした。バスの中で腹痛があり、途中で降りることもあったそうです。学生の場合は学校がある日は腹痛が起きて、学校がない日は何も起きないということが多いのですが、この患者さんは学校があるないに関わらず腹痛が起きていました。食事を取ると腹痛が起きると訴えたので、入院をしてもらって簡易絶食（前項で紹介した）を行ったことがあります。高校生ですので、本来食べ盛りです。「食事を取ると腹痛が起きてしまう」という観念ができてしまっていたので、本当にお腹がすいてどうしようもない状態まで、我慢してもらいました。その後、食事を徐々に開始しました。そうしたところ、腹痛は段々と良くなっていって無事に退院することが出来ました。恐らく、食事と腹痛を関連付けてしまっていたのを自分なりに折り合いをつけることができたことが一番大きかったのだと思います。何がストレスの原因になっているのかが分からない場合は、環境を大きく変えてみることや成功体験を積んで自信がつくことで良くなっていったという事例です。数年ぶりにたまたまいった寿司屋で、職人になっていたこの元〝患者〟と話したら、「どうしてあんな病気になったんだろう」とケロッとしていました。

もう一人、現在47歳でクローン病を患う、鹿児島から福岡までの長距離トラック運転手の方がいらっしゃいます。クローン病発症時は37歳なので10年近くの病歴になります。一回目の手術が発症から一年後、二回目の手術が発症から8年後でした。二回目の手術の原因は、腸閉塞による腸穿孔（腸に穴があいてしまう）のリスクを防ぐためでした。高速道路などで起きた場合に手術が間に合わなくなる可能性や、重大な交通事故に繋がってしまう恐れがありました。そのことを本人にも説明をして、患者さんと医師がお互いに納得した上で手術を行いました。

複数回の腸を切除する手術を受けると腸が短くなります。そうなると、下痢しやすくなることがあり、運転手にとっては重大な問題です。そうした時に患者さんにお伝えしていることは、運転する前に食事を控えるということです。食事を取ると運転中に腹痛を引き起こしてしまう可能性があるので、運転前は食事を取らないことをおすすめしています。他にも一定期間走行したらトイレに行って必ず便を出すこと、便意があまりなくても必ずトイレに行くことも有効で、出来るだけ腸に便のない状態を保ちながら運転をするという意識を常に持つことが大切です。トラック運転手に限った話ではありませんが、特にＩＢＤの方は緊急事態に備えておく必要があります。周囲に配慮を求め、余裕のある仕事内容を選ぶということも、大切な選択かもしれません。

ドライバーのための「お腹や腸のケア」の方法

お腹や腸のケアの方法としては、腸の調子を整えていく方法と精神的なケアによる方法の二つがあります。

腸の調子を整えていく方法としては、絶食をすることがひとつの方法です。食事を取らずに腸をしっかりと休ませて、腹痛が治るまで休ませることが大切です。腸を休ませるという意識が大切なので、もちろん暴飲暴食などは控えた方が良いです。お酒を飲みすぎた後に下痢をするという経験をしたことがある方も多いかと思いますが、それは体内の消化機能が飲んだお酒の量に見合っていないことが原因で、消化しきれないことで下痢が起こります。また、腸内細菌を整えていくというのも腸のケアの一つの選択肢になります。プロバイオティクス食品を積極的に取り入れるようにするなど、腸内の細菌バランスを意識した食事を心掛けるようにすると良いです。

精神的なケアによる方法としては、ストレスとの付き合い方を学んでいくということが最も有効です。脳腸相関とも言われているように、脳と腸はお互いに密接な関わりがあり、影響を及ぼしあっています。ストレスを感じるとお腹が痛くなることが多いのはそのためです。ストレスとの上手な付き合い方については本人の知恵や考え方によるものが大きく、訓練をすることで後天的に身につけていくことが可能です。

例えばドライバーにおすすめのストレスとの上手な付き合い方としては、「運転をすることで経済的に潤うことが出来る」、「家族と美味しいご飯を食べることが出来る」など、運転を嫌なこととして捉えるのではなく、運転をすることで得られる明るい未来を想像するようにすると、運転に対するストレスの感じ方が変わってきます。また、好きな音楽を聴きながら運転をしたり、車内の環境を心地よい空間に整えるなど、運転時間が楽しい時間になるよう積極的に工夫をすることも大切です。

中にはどうしても仕事自体をストレスに感じてしまう方もいるかと思います。そういった場合には、時間や気持ちに余裕のある仕事の仕方をすることがおすすめです。休むことも仕事のうちだと考えて、定期的に休む時間をスケジュールに積極的に組み込むと良いと思います。ドライバーなら、本来一時間半で到着する距離を二時間かけて走っていくという意識で、時間にゆとりを持って運転するようにすると気持ちにも余裕が生まれてきます。

他にドライバーのストレスとしては、〝煽り運転〟もあるでしょう。煽り運転によるストレスの対抗策としては、事前に自分なりの解決策を持っておくと良いです。煽り運転をされてイライラした時にはこう対処するようにしようなど、あらかじめ対応策を決めておくということが余裕を持って仕事をすることに繋がります。

お腹と腸の平安は、人生そのものの安寧につながる

ヒトは食べないと生きていけません。三大欲求の一つである食欲を適切に満たしていくためには、快食快便が必須です。食事も排泄も基本的には毎日行うことなので、毎日行うことが辛いものになってしまうと、日常生活が面白いものではなくなってしまいます。お腹と腸の調子を整えて、快食快便でいることは、人生の安寧に繋がっていくと思います。

快食快便の毎日を過ごしていくためには、腸内細菌のバランスを整えていくことなど腸からのアプローチも大切ですが、脳腸相関の脳の健康を保つためにストレスを出来るだけ溜め込まないように、上手にストレスを解消して精神的なケアをしていくことも大切です。

ストレス解消の手段は百人百様で、万人に共通するものではありません。こんなことをしてみたらストレス解消になったというような自分なりの成功体験をたくさん積んで、自分だけのストレス解消の引き出しを出来るだけ数多く持っておくということが大切です。

本書では腸の不調に効く知識やアイデアを多数掲載させていただきました。ぜひ本書の内容を参考にして、快適な毎日をお送りいただければ幸いです。

ヒント

お腹が気になるドライバーのために 基本

「お腹安全ドライブ計画」のススメ

突然の腹痛はドライバーにとって深刻な問題です。なぜなら、トイレがすぐ近くにはなかったり、渋滞などの交通状況により車が動かない場合があるからです。しかし、運転中の我慢や焦りは禁物。わずかな操作ミスが命取りになる可能性も…。

お腹に不安がある人は、運転前に「お腹安全ドライブ計画」を立ててから出発しましょう。その方法は簡単。運転前の飲食や服装に注意する他、いざという時に使える薬やグッズを準備したり、事前に情報を確認するだけ。安心・安全なドライブのために「お腹安全ドライブ計画」を取り入れましょう。

運転前の飲み物・食べ物の注意

お腹が気になるドライバーは、運転前の飲み物や食べ物にも注意しましょう。運転前はもちろん、長時間のドライブであれば、前日の夜から口にするものに気を配る必要があります。

例えば、夏場であれば冷たいジュースやアイスクリームなど腸を冷やすものは摂取を控えます。刺激が強い食べ物も腹痛の原因となりやすいため、極力摂らない方が無難です。また、アルコールは腸の水分吸収機能を低下させるため、下痢を引き起こす可能性もあります。翌日に長時間のドライブを控えている場合には、お酒は嗜む程度にしておきましょう。

基本❶ 「お腹安全ドライブ計画」を立てる!

STEP 1 飲み物・食事に注意

運転前に口にした飲み物や食べ物は、運転中の腸に大きな影響を与えるため注意が必要です。

基本❷「トイレが近くなる食べ物・飲み物」参照

↓

STEP 2 予備グッズ準備

もしもの時に備えて簡易トイレや大人用おむつ、下痢止め薬を購入しておくと安心です。

P122-125 参照

↓

STEP 3 服装チェック

腸の動きを圧迫しないようお腹周りにゆとりがある服装がおススメ。冷え防止に腹巻きを着用すると◎

↓

STEP 4 休憩場所確定

ルートが決まったらトイレ休憩の場所を決めておきます。渋滞も加味して多めに設定しましょう。

↓

STEP 5 渋滞情報確認

渋滞情報を確認することも大切。トイレに行けないポイントを把握し、先回りしてトイレ休憩を。

基本❷ トイレが近くなる食べ物・飲み物

コーヒー

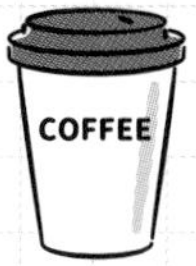

カフェインの過剰摂取は、腸を刺激し、下痢の原因となります。

オレンジジュース

カリウムを多く含む飲み物は利尿作用があるため、運転前はNG。

牛乳

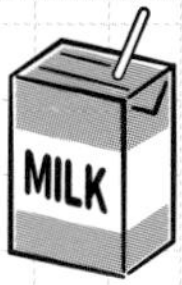

牛乳には腸のぜん動運動を高めて排便を促す作用があります。

唐辛子

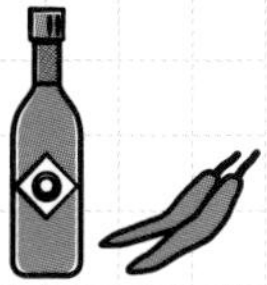

過度な辛味は腸を刺激し、腹痛や下痢を引き起こす一因にもなります。

ファストフード

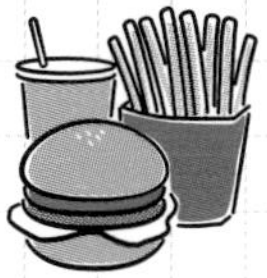

脂っこい食べ物は消化に悪い上、酸化した油は腸に負担をかけます。

さつまいも

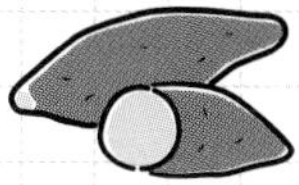

さつまいもは腸内にガスを発生させ、腹痛を起すおそれがあります。

ヒント

お腹が気になるドライバーのための鉄則

2時間～4時間に一度は休憩！

厚生労働省の「自動車運転者の労働時間等の改善のための基準」では、**連続運転は4時間を限度とし、その間あるいは前後で30分以上の休憩時間を確保すること**を定めています。この30分以上の休憩時間は一括で取る必要はなく、一回につき少なくとも10分以上の休憩であれば分割して取ることもできます。

長時間の連続運転は疲労を蓄積させ、集中力や思考力を奪います。また、一般的な昼間の排尿間隔は3～5時間です。尿を我慢した状態で運転すると、運転が荒くなったり操作ミスを招いたりするため、2～4時間に一回は必ず休憩を取るようにしましょう。

ドライバーとトイレのマナー／ルール／法律

尿が入ったペットボトルの不法投棄が公衆衛生や景観を損ねるとして社会問題になっています。運転中に尿意を催したドライバーがペットボトルに排尿して、そのまま道路脇に放置しているために起きている問題です。排泄行為自体は自然現象であり、ペットボトルへの排尿がやむを得ない場合もあります。しかし、不法投棄は犯罪です。絶対にしてはいけません。かといって、尿が入ったペットボトルをコンビニや公共のゴミ箱に捨てる行為はマナー違反。また、道端での排泄も軽犯罪にあたります。どんな時もマナーとルールを守り、法律は遵守しましょう。

気になる! 4時間以上の連続運転でどうなる?

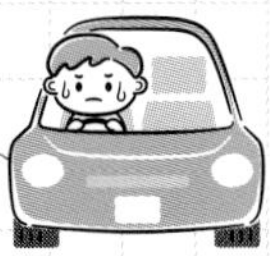

4時間超の連続運転が事故要因のひとつに!

過労が事故要因として疑われる重大事故事例23例を対象とした分析によれば、事故の直接要因は、30.4％が「漫然運転」、26.1％が「居眠り運転」で全体の半数以上を占めます。そのうち、4時間超の連続運転や、連続運転時間が4時間に対して休憩時間が30分未満であったために睡眠不足が発生したケースも報告されています。

国土交通省自動車局「自動車運送事業に係る交通事故要因分析検討会報告書」より

連続運転で67%が疲労!

連続運転中の疲労度経時変化を分析した結果、全体の67%において連続運転時間の増大に伴う疲労の様相が有意に認められました。その内訳をみると、約37%に自律神経活動の増大を伴う急性様の疲労がみられ、約30%に自律神経活動が低下する蓄積様の疲労がみられました。

厚生労働省「自動車運転者の労働時間等に係る疲労度調査結果」より

守ろう! トイレのマナー/ルール/法律

マナー／ルール

尿ペットボトルの処理方法

尿が入ったペットボトルは中身をトイレに流し、各自治体の指示に従って処理しましょう

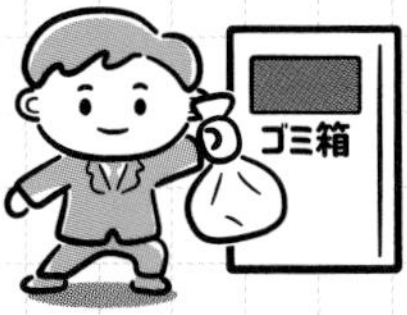

トイレを使う前に一声かけよう

お店やコンビニのトイレを借りる時は、店員さんに一声かけるマナーを忘れずに

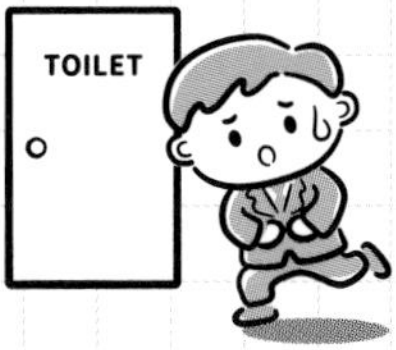

法律

軽犯罪法1条26号

「街路又は公園その他公衆の集合する場所で、たんつばを吐き、又は大小便をし、若しくはこれをさせた者」

1日以上30日未満の拘束又は1000円以上1万円未満の罰金に処せられる！

廃棄物処理法第25条第1項第14号

「第十六条の規定（何人も、みだりに廃棄物を捨ててはならない）に違反して、廃棄物を捨てた者」

5年以下の懲役若しくは1,000万円以下の罰金に処せられる！

ヒント

お腹が気になるドライバーのために 便利グッズ❶

携帯トイレ／簡易トイレを選ぶポイント

いざという時に頼りになる携帯トイレ／簡易トイレを選ぶポイントは、まず使いやすさです。自分の身長や体格を考えた上で、**安定した姿勢で排泄できるもの**を選びましょう。また、使用後の処理のしやすさも重要です。購入前には排泄物をトイレに流してから捨てるタイプか、可燃ごみとしてそのまま捨てるタイプかを確認しましょう。

その他にも使い捨てタイプや繰り返し使えるタイプ、排尿のみ対応するタイプや排尿・排便両方に対応するタイプなど様々な種類があるため、価格を考慮した上で自分が使いやすいものを選びましょう。

大まかな携帯トイレ／簡易トイレのタイプ

TYPE A 片手対応タイプ

最も手軽なタイプ。排尿のみ対応可能で、男性であればシートに座ったままでも処理できます。

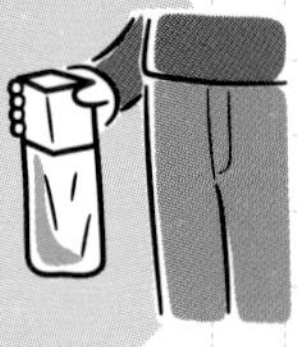

TYPE B 排便対応タイプ

組み立てなし、ワンタッチで使用可能です。排尿・排便どちらにも対応します。

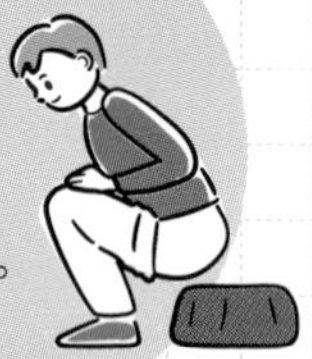

TYPE C 組み立て式タイプ

便座を組み立て、汚物袋を取り付けて使用します。座って排泄できるのが魅力です。

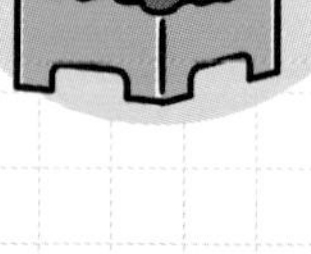

TYPE D 多用途タイプ

普段は椅子や収納箱として使える多用途タイプ。見た目がお洒落で機能性抜群。

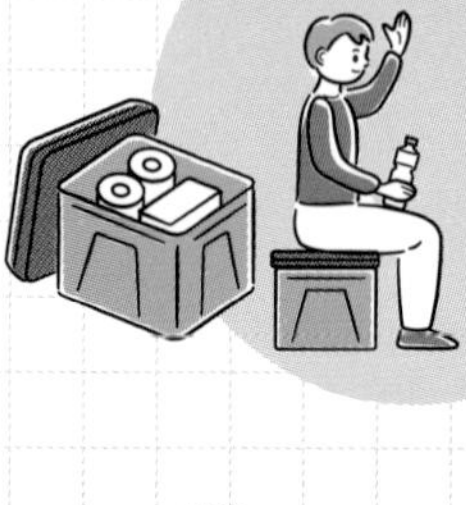

●携帯トイレ/簡易トイレおススメ・リスト

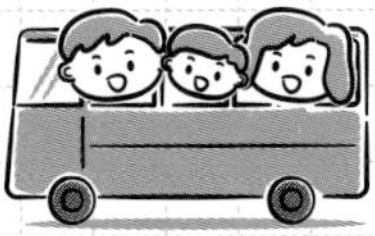

商品名（メーカー名）	タイプ	特徴
緊急ミニトイレ（サンコー）	A	容器自体に吸水機能があるため、吸水剤がこぼれる心配がありません。また、一度吸水すればすぐに固まり、逆さまにしても漏れ出さないという優れもの。コンパクトで持ちやすいため、老若男女使いやすい形状です。
女性用携帯ミニトイレ ニュープルプルレディ（ケンユー）	A	広くワイドな受け口で女性でも安心設計の携帯トイレです。セット内容は尿凝固剤入り蓄尿袋・持ち帰り袋が各2枚で、水溶性ティッシュが一つ付属品としてついてくるところも嬉しいポイント。
ベンリーポット（ケンユー）	B	便器を広げて置くだけで、すぐに使うことができる大小両用携帯トイレです。使用後は殺菌剤と消臭剤が入った便凝固剤を振り掛ければ、排泄物をしっかりと固めることができます。セット内容にはチャック付の密封袋が入っているため、持ち帰りにも安心です。
QQTOILET／救急トイレ・迷彩（多摩川クラフト）	B	袋が自立する構造で、手で持って排泄する必要がありません。中身が見えない迷彩柄で、排尿・排便に対応可能。2リットルの大容量で安心。チャックは強力密封のため、万が一踏んでも中身が出てくる心配がありません。
POTON（ポットン）IV（まいにち）	C	折って差すだけの組み立て式簡易トイレです。最大の魅力は、高さ11cmと低いため車のシートに設置して、そのまま座って排泄ができること。抗菌・消臭能力の高い凝固剤で固めるため、臭いと菌を抑制します。
非常用簡易トイレ（サンコー）	C	折りたたみ式でコンパクトに収納できます。使用時は本体を開き、脚キャップで固定。便座を載せて汚物袋をセットすれば設置完了です。汚物袋を取り替えれば繰り返し使用可能。車内にスペースがある人向きです。いつもの姿勢で排泄することができます。
折りたたみ簡易トイレ（Qbit）	D	未使用時は椅子や収納箱、足掛けとしても使えるお洒落なデザイン。折りたためば厚さ8cmでコンパクト。便座部分はクッション付きで座り心地快適です。便座カバーを装着するため、本体が汚れる心配はありません。

ヒント

お腹が気になるドライバーのために

便利グッズ❷

大人用のおむつを利用する

時折、急で激しい便意を感じる方、特に重いIBDやIBSの方には、大人用おむつも有力な「便利グッズ」のひとつとなります。

1960年代頃に誕生した大人用紙おむつは、今では全世界で愛用される商品です。当初はテープで留めるテープ型紙おむつが主流でしたが、1990年代にはパンツ型オムツが登場し、使用者自らが着脱可能となりました。また、コスパが良い「補助パット」が登場したことで商品バリエーションにさらなる広がりが生まれました。最近はデザインも重視されるようになり、下着感覚で身につけられる商品も増えています。

下痢止めにもいろいろな種類がある

お腹が気になるドライバーは下痢止めを常備しておくことをおススメします。

下痢止めの種類には、殺菌成分を含むものや腸の運動を抑制する成分を含むもの、水分や有害物質を吸着する成分を含むものなどがあります。形状も水なしで服用できるチュアブルタイプのものや錠剤タイプ、細粒タイプなど様々です。

下痢止めを選ぶ時は、自身の症状や原因、その使いやすさに加えて、価格を考慮して自分に合ったものを選びましょう。自分で選ぶのが難しい場合には、薬剤師さんやかかりつけ医に相談すると良いでしょう。

●進化する大人用おむつ

商品名（メーカー名）	特　徴
サルバ やわ楽パンツ （白十字）	お腹周りを締め付けず、肌触りの良い設計のため、長時間のドライブでも安心して着用できます。背中まわりもぴったりフィットで、ズレにくい紙パンツのため、もしもの時にも漏れの心配がありません。
アテント 超うすパンツ下着爽快 （エリエール）	こだわりの「めだたずフィット設計」で驚きの履き心地を実現した紙おむつです。お腹周りもゴワゴワしない薄型設計で、洋服にも響かないため、下着に近い感覚で着用できます。おむつに抵抗がある人も着用しやすい商品です。
アテント 夜1枚安心パンツ （エリエール）	これ1枚で漏れずに8回分（1回分を150mlとして算出）の尿を吸収することができます。全面通気性シートで蒸れにくい設計。消臭機能付き。吸水量が高く、長時間のドライブにおススメです。
肌ケア アクティうす型パンツ 消臭抗菌プラス （クレシア）	尿や汗、便の臭いをやわらげる超強力消臭シートを採用しています。抗菌にも優れており、紙おむつ内の細菌の増殖を強力に抑制。超うす型吸収設計で軽やかな履き心地のため、運転中に着用していても気になりません。

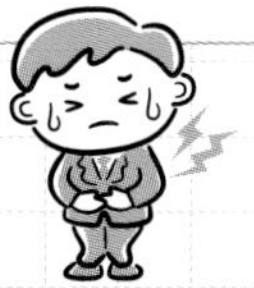

●それぞれ個性を持つ下痢止め薬

商品名（メーカー名）	特　徴
正露丸 （大幸薬品）	100年以上前から使用されている下痢止め薬。腸の正常な運動を止めずに腸内の水分バランスを調整し、正常な状態に戻します。食あたりや消化不良、ストレスや風邪などの下痢に。
ストッパ下痢止めEX （LION）	水なしで飲めるタイプなので、いつでもどこでも服用可能です。爽やかなグレープフルーツ味。腸の異常収縮を抑制し、便への移行スピードを抑えるため、突発性の下痢に効果的です。
ビオフェルミン止瀉薬 （ビオフェルミン製薬）	荒れた腸粘膜を保護し、腸の過剰な動きを抑制。乳酸菌配合で乱れた腸内環境に作用して、腸の調子を整えます。細粒タイプなので、錠剤が苦手な人でもOK。
エクトール赤玉 （第一三共ヘルスケア）	暴飲暴食、冷え、ストレス等の原因で起こる下痢におススメ。殺菌作用・鎮痛作用があり、消化を助ける成分も配合しています。小粒の錠剤で飲みやすいのが特徴。
下痢止め錠　クニヒロ （皇漢堂製薬）	突発性の下痢や、痛みを伴う下痢に最適。自律神経をコントロールし腸の異常収縮を抑え、腸内の水分を減らして下痢の症状を鎮めます。水なしで飲める、バニラ風味の錠剤です。

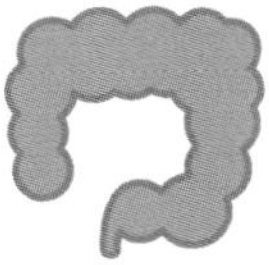

本誌監修

大井 秀久

（おおい ひでひさ）

1983年より消化器内科医師としてキャリアをはじめる。
消化器内科の中で消化管の診断治療、
特に潰瘍性大腸炎や過敏性腸症候群に長年携わる。
「いづろ今村病院」消化器内科部長

- ●医学博士
- ●日本内科学会認定医
- ●日本消化器内視鏡学会専門医・指導医
- ●日本消化器病学会専門医・指導医
- ●日本大腸肛門病学会専門医・指導医・学会評議員
- ●「かごしまＩＢＤ消化器内科クリニック」顧問

STAFF

編集
織田直幸
（株式会社ワン・トゥー・ワン）

小川巧
（株式会社 JAF メディアワークス）

善戝れい
菅生直裕

カバーデザイン
永井恵

本文デザイン
永井恵
布施信二
（株式会社 HERB STUDIO）

イラストレーション
千野六久

編集協力
中薗智美
（いづろ今村病院栄養管理科科長）

おなかの不調に効く 腸の新常識
2024年4月 第1版第1刷発行

発行人　日野眞吾
発行所　株式会社JAFメディアワークス
〒105-0012
東京都港区芝大門 1-9-9 野村不動産芝大門ビル10階
電話 03-5470-1711（営業部）
https://www.jafmw.co.jp/
印刷・製本　共同印刷株式会社

Printed in Japan
ISBN 978-4-7886-2400-9